中国古医籍整理丛书（续编）

仁寿堂药镜

明·郑二阳　辑

鞠宝兆　李　硕　曹　瑛

肖　蕾　王宏利　朱鹏举　朱　辉　　校注

全国百佳图书出版单位

中国中医药出版社

·北京·

图书在版编目（CIP）数据

仁寿堂药镜 /（明）郑二阳辑；鞠宝兆等校注 . --
北京：中国中医药出版社，2024.5
（中国古医籍整理丛书 . 续编）
ISBN 978-7-5132-8537-7

Ⅰ . ①仁… Ⅱ . ①郑… ②鞠… Ⅲ . ①中药学—中国
—明代 Ⅳ . ① R28

中国国家版本馆 CIP 数据核字 (2023) 第 214169 号

中国中医药出版社出版

北京经济技术开发区科创十三街 31 号院二区 8 号楼
邮政编码　100176
传真　010-64405721
廊坊市祥丰印刷有限公司印刷
各地新华书店经销

开本 710×1000　1/16　印张 15　字数 166 千字
2024 年 5 月第 1 版　2024 年 5 月第 1 次印刷
书号　ISBN 978－7－5132－8537－7

定价　59.00 元
网址　www.cptcm.com

服 务 热 线　010-64405510
购 书 热 线　010-89535836
维 权 打 假　010-64405753

微信服务号　zgzyycbs
微商城网址　https://kdt.im/LIdUGr
官 方 微 博　http://e.weibo.com/cptcm
天猫旗舰店网址　https://zgzyycbs.tmall.com

如有印装质量问题请与本社出版部联系（010-64405510）

前 言

　　中医药古籍是中华优秀传统文化的重要载体，也是中医药学传承数千年的知识宝库，凝聚着中华民族特有的精神价值、思维方法、生命理论和医疗经验，也是现代中医药科技创新和学术进步的源头和根基。保护好、研究好和利用好中医药古籍，是弘扬中华优秀传统文化、传承中医药学术、促进中医药振兴发展的必由之路，事关中医药事业发展全局。

　　中共中央、国务院高度重视中医药古籍保护与利用工作，有计划、有组织地开展了中医药古籍整理研究和出版。特别是党的十八大以来，一系列中医药古籍保护、整理、研究、利用的新政策相继出台，为守正强基础，为创新筑平台，中医药古籍事业迈向新征程。《中共中央 国务院关于促进中医药传承创新发展的意见》《关于推进新时代古籍工作的意见》《"十四五"中医药发展规划》《中医药振兴发展重大工程实施方案》等重要文件均将中医药古籍的保护与利用列为工作任务，提出要加强古典医籍精华的梳理和挖掘，推进中医药古籍抢救保护、整理研究与出版利用。国家中医药管理局专门成立了"中医药古籍工作领导小组",以加强对中医药古籍保护、整理研究、编辑出版以及古籍数字化、普及推广、人才培养等工作的统筹,持续推进中医药古籍重大项目的规划与组织。

2010年,财政部、国家中医药管理局设立公共卫生资金专项"中医药古籍保护与利用能力建设项目"。2018年,项目成果结集为《中国古医籍整理丛书》正式出版,包含417种中医药古籍,内容涵盖了医经、基础理论、诊法、伤寒金匮、温病、本草、方书、内科、外科、女科、儿科、伤科、眼科、咽喉口齿、针灸推拿、养生、医案医话医论、医史、临证综合等门类,时间跨越唐、宋、金元、明以迄清末,绝大多数是第一次校注出版,一批孤本、稿本、抄本更是首次整理面世。第九届、第十届全国人大常委会副委员长许嘉璐先生听闻本丛书出版,欣然为之作序,对本项工作给予高度评价。

2020年12月起,国家中医药管理局立项实施"中医药古籍文献传承专项"。该项目承前启后,主要开展重要古医籍整理出版、中医临床优势病种专题文献挖掘整理、中医药古籍保护修复与人才培训、中医药古籍标准化体系建设等4项工作。设立"中医药古籍文献传承工作项目管理办公室",负责具体管理和组织实施、制定技术规范、举办业务培训、提供学术指导等,全国43家单位近千人参与项目。本专项沿用"中医药古籍保护与利用能力建设项目"形成的管理模式与技术规范,对现存中医药古籍书目进行梳理研究,结合中医古籍发展源流与学术流变,特别是学术价值和版本价值的考察,最终选定40种具有重要学术价值和版本价值的中医药古籍进行整理出版,内容涉及伤寒、金匮、温病、诊法、本草、方书、内科、外科、儿科、针灸推拿、医案医话、临证综合等门类。为体现国家中医药古籍保护与利用工作的延续性，命名为《中国古医籍整理丛书（续编）》。

当前，正值中医药事业发展天时地利人和的大好时机，中医药古籍工作面临新形势，迎来新机遇。中医药古籍工作应紧紧围绕新时代中医药事业振兴发展的迫切需求，持续做好保护、整理、研究与利用，努力把古籍所蕴含的中华优秀传统文化的精神标识和具有当代价值、世界意义的文化精髓挖掘出来、提炼出来、展示出来，把中医药这一中华民族的伟大创造保护好、发掘好、利用好，为建设文化强国和健康中国、助力中国式现代化、建设中华民族现代文明、实现中华民族伟大复兴贡献更大力量。

中医药古籍文献传承工作项目管理办公室

2024 年 3 月 6 日

许 序

　　"中医"之名立，迄今不逾百年，所以冠以"中"字者，以别于"洋"与"西"也。慎思之，明辨之，斯名之出，无奈耳，或亦时人不甘泯没而特标其犹在之举也。

　　前此，祖传医术（今世方称为"学"）绵延数千载，救民无数；华夏屡遭时疫，皆仰之以度困厄。中华民族之未如印第安遭染殖民者所携疾病而族灭者，中医之功也。

　　医兴则国兴，国强则医强。百年运衰，岂但国土肢解，五千年文明亦不得全，非遭泯灭，即蒙冤扭曲。西方医学以其捷便速效，始则为传教之利器，继则以"科学"之冕畅行于中华。中医虽为内外所夹击，斥之为蒙昧，为伪医，然四亿同胞衣食不保，得获西医之益者甚寡，中医犹为人民之所赖。虽然，中国医学日益陵替，乃不可免，势使之然也。呜呼！覆巢之下安有完卵？

　　嗣后，国家新生，中医旋即得以重振，与西医并举，探寻结合之路。今也，中华诸多文化，自民俗、礼仪、工艺、戏曲、历史、文学，以至伦理、信仰，皆渐复起，中国医学之兴乃属必然。

迄今中医犹为国家医疗系统之辅，城市尤甚。何哉？盖一则西医赖声、光、电技术而于20世纪发展极速，中医则难见其进。二则国人惊羡西医之"立竿见影"，遂以为其事事胜于中医。然西医已自觉将入绝境：其若干医法正负效应相若，甚或负远逾于正；研究医理者，渐知人乃一整体，心、身非如中世纪所认定为二对立物，且人体亦非宇宙之中心，仅为其一小单位，与宇宙万象万物息息相关。认识至此，其已向中国医学之理念"靠拢"矣，虽彼未必知中国医学何如也。唯其不知中国医理何如，纯由其实践而有所悟，益以证中国之认识人体不为伪，亦不为玄虚。然国人知此趋向者，几人？

国医欲再现宋明清高峰，成国中主流医学，则一须继承，一须创新。继承则必深研原典，激清汰浊，复吸纳西医及我藏、蒙、维、回、苗、彝诸民族医术之精华；创新之道，在于今之科技，既用其器，亦参照其道，反思己之医理，审问之，笃行之，深化之，普及之，于普及中认知人体及环境古今之异，以建成当代国医理论。欲达于斯境，或需百年欤？予恐西医既已醒悟，若加力吸收中医精粹，促中医西医深度结合，形成21世纪之新医学，届时"制高点"将在何方？国人于此转折之机，能不忧虑而奋力乎？

予所谓深研之原典，非指一二习见之书、千古权威之作；就医界整体言之，所传所承自应为医籍之全部。盖后世名医所著，乃其秉诸前人所述，总结终生行医用药经验所得，自当已成今世、后世之要籍。

盛世修典，信然。盖典籍得修，方可言传言承。虽前此50余载已启医籍整理、出版之役，惜旋即中辍。阅20载再兴整理、出版之潮，世所罕见之要籍千余部陆续问世，洋洋大观。

今复有"中医药古籍保护与利用能力建设"之工程，集九省市专家，历经五载，董理出版自唐迄清医籍，都400余种，凡中医之基础医理、伤寒、温病及各科诊治、医案医话、推拿本草，俱涵盖之。

噫！璐既知此，能不胜其悦乎？汇集刻印医籍，自古有之，然孰与今世之盛且精也！自今而后，中国医家及患者，得览斯典，当于前人益敬而畏之矣。中华民族之屡经灾难而益蕃，乃至未来之永续，端赖之也，自今以往岂可不后出转精乎？典籍既蜂出矣，余则有望于来者。

谨序。

第九届、十届全国人大常委会副委员长

许嘉璐

二〇一四年冬

校注说明

《仁寿堂药镜》共十卷，分金石、木、谷、菜、果、禽、兽、虫、人、草十部，所收多为医家常用药，共318种。

据民国二十五年（1936）《鄢陵县志》记载：郑二阳，明代军事学家、医学家。字敦次，号潜庵，鄢陵人。万历四十七年（1619）进士，授德安推官，除潞藩庄田收租之弊，废区头之役，改由地方官府征解。因忤宦官，左迁南京，历吏、礼二部郎中，迁海防佥事。崇祯十一年（1638），擢佥都御史，巡抚安庆，镇压农民起义。崇祯十五年，张献忠克庐州，郑二阳被明廷逮捕下狱，后释。崇祯十七年，逃出北京，寓京口。顺治三年（1646）归里，闭门以诗文自娱。著述甚富，涉及政治、军事、历史、医学、教育方面。有《伤寒方注方药》《益楼集》等。除本书外，作者自述著有《十四经发挥》《人镜经》等书，然并未见著录。

本书成书于明末，具体时间不详。据作者自述，"年来避喧于密园之不可及处，因取诸名家本草精义，手汇成帙，合之计得三百一十八味，概皆上手必用之品，题曰《药镜》"，著书目的是"仁寿之一助云"。全书无总论，每药先出产地，或载佳品特征；次罗列诸家所载性味、归经；继而精选前人药论，突出临床运用该药之特点，或附加炮制法。并分别于96种药物之下加按语阐发己见。全书资料主要来源于《证类本草》《汤液本草》《本草纲目》等书。

本书不见于明清书志著录，亦未见后世医书转载。今唯日本国立公文书馆内阁文库藏明仁寿堂刊本为孤本，即本次整理底本。原书胶片无标尺，版框尺寸不明。每半叶九行，行二十字。白口，上白鱼尾，四周单边。上书口题"药镜"，下书口刻"仁寿堂"。首为郑二阳"仁寿堂药镜引"，次为目录，次为正文。

本次校注即以此孤本为底本，具体原则如下：

一、本次整理主要采用他校法、本校法和理校法。原书引用《证类本草》《汤液本草》《本草纲目》等书内容颇多，故以诸书通行本为他校本。

二、原书每卷首有"潜庵居士辑"字样，今一律删去。

三、底本目录与正文多处不合，据正文改目录者未出注，据目录改正文者随文出注说明。

四、底本中的繁体字、异体字、俗写字、古今字，一般改为规范简化字，不出注。凡属中医特殊病名及用字习惯，如"癥"等字，不改。

五、凡底本中字形属形近致误者，如日、曰混淆，巳、已不分，人、入误写，本、木不清等，径改。

六、原文段落冗长者，作适当分段；段落零散者，据文义合并。

七、底本中引录他书文献，虽有删节或缩写，但不失原义，不改。如对原文窜动较多且有损文义，属著者原误者，订正并出校说明。

八、古本草中之"本经"，乃指引文最早所出之原著，非专指《神农本草经》。"本草"则为本草书之泛指，亦非专指某书。本次整理对底本中的"本草""本经"均加书名号，以作标识。

仁寿堂药镜引

　　尝譬之：医家之有本草，犹兵家之武艺花名册也。某兵长于某技，划焉较著。而十四经络图则地理志也，此疆彼界，道里未始不相通，而分限则毫不相假。是以医之用某药疗某病，即其遣某兵至某处公干，法须某甲果精于此技，而又于某处缘熟，乃可一往奏效耳。向使不问某兵果长何艺，凭胸杂遣，今且责弓箭于长枪手，能乎？至若病本在此经络，而投药则为彼经络，不几以此州分而代彼县分受过耶？虽令檄下如雨，其如杳不相应何？予不慧，弗娴于医学，每见世之业医者，往往昧此，心窃病之。年来避喧于密园之不可及处，因取诸名家本草精义，手汇成帙，合之计得三百一十八味，概皆上手必用之品，题曰《药镜》。其《十四经发挥》《人镜经》诸书，续有别纂。倘获就绪，公之医林，庶免昧遣之咎，亦仁寿之一助云。

　　　　　　　　　　　中州潜庵居士郑二阳书

目 录

卷之三　谷部

卷之一　金石部

丹　砂

今出辰州、锦州。小者如箭镞，大者如芙蓉，光明可鉴。味甘，微寒，无毒。

《局方本草》云：丹砂味甘，微寒，无毒。养精神，安魂魄，益气明目，通血脉，止烦渴。

《药性论》云：君。有大毒。镇心，主①抽风。

日华子云：凉，微毒。润心肺。恶磁石，畏碱水。

洁古云：辰砂，心热者非此不能除。经云：丹砂法火，故色赤而主心。东垣云：丹砂味甘寒，纯阴。纳浮溜之火而安神明也。

《衍义》云：镇养心神。但宜生使。

石钟乳

《图经》云：生少室山谷，及泰山岩穴阴处。溜山液而长成六七寸。

萧炳云：如蝉翅者上，爪甲者次，鹅管者下。中无雁齿、光明色白者佳。

每乳八两，甘草、紫背天葵各二两，以水煮一伏②时，漉出，缓火焙之，研末，水飞过用。

---

① 主：原脱，据《药性论》"丹砂"条补。
② 伏：原作"服"，据后文"自然铜"条改。

丹溪云：石钟乳为剽悍之剂。经云"石药之气悍"，仁哉言也。天生斯民，养之以谷。及其有病，治之以药。谷则气之和，常食而不厌。药则气之偏，可用于暂而不可久。石药则又偏之甚者也。自唐时太平日久，膏粱之家，惑于方士服食致长生之说，以石药[①]体重气厚，可以延年，习以成俗。迨宋迄今，犹未已也。斯民何辜，受此气悍之祸，而莫之能救。哀哉！本草赞其久服有延年之功，而柳子厚又从而述其美，予不得不深言之。

滑 石

《本草》云：出赭阳山谷，及泰山之阴。石韦为使，恶曾青。白如凝脂者佳。

气寒，味甘，大寒，无毒。

入足太阳经。

凡使有多般，勿误使。有黄滑石、绿滑石、乌滑石、冷滑石，皆不入药。又青黑色者勿用，杀人。惟白滑石似方解石，色白，于石上画[②]有白腻文者佳。

味甘，寒，无毒。主身热泄澼，女子乳难，癃闭。利小便，荡胃中积聚寒热，通九窍六腑津液，去留[③]结，止渴，令人利中。盖湿热解则胃气和而津液自生，窍通则诸壅自泄也。

洁古云：气寒，味甘。治前阴窍涩不利。性沉重，能泄气上令下行，故曰滑则利窍，不比与渗淡诸药同。

色白者佳。水飞细用。

---

① 石药：原作"药石"，据《本草衍义补遗》"石钟乳"条改。
② 画：原作"尽"，据《证类本草》"滑石"条改。
③ 留：原作"溜"，据《证类本草》"滑石"条改。

海藏云：滑石为至燥之剂。

滑以利诸窍，通壅滞，下垢腻。甘以和胃气，寒以散积热。甘寒滑利，合以成用，是为祛暑散热、利水除湿、消积滞、利下窍之要药。然若病人因阴精不足、内热，以致小水短少赤涩，及烦渴身热，由于阴虚火炽水涸者，皆禁用。脾肾俱虚者，虽作泄，勿服。

丹溪云：滑石属金，而有土与水，无甘草以和之勿用。能燥湿，分水道，实大肠，化食毒，行积滞，逐凝血，解烦渴。补脾胃、降心火之要药也。

时珍曰：滑石利窍，不独小便也，上能利毛腠之窍，下能利精尿之窍。

按： 滑石通阑门而利阴阳，为治暑要药，故益元散用之。利益虽宏，终是走渗之剂。以去病为补，非补以去病也。

《圣惠方》：治妇人转脬，因过忍小便而致，滑石末，葱汤服二钱。

禹锡云：主疗五淋，难产，以滑石为末，酒调下。临产服之，能滑胎。亦用酒下。

石 膏

气寒，味甘辛，微寒。一云大寒，无毒。

入手太阴经、少阳经，足阳明经。

《本草》云：主中风寒热，心下逆气，惊喘，口干舌焦，不能息。腹中坚痛，除邪鬼，产乳金疮，除时气头痛，身热，三焦大热，皮肤热，肠胃中膈气，解肌发汗，止消渴烦逆，腹胀，暴气喘息，咽热。

洁古云：治足阳明经中热，发热，恶热，燥热[①]，日晡潮热，自汗，小便赤浊，大渴引饮[②]，肌肉壮热，苦头痛之药，白虎汤是也。善治本经头痛。若无以上证，勿服。多有脾胃虚劳，形体病证初得之时，与此有余之证同者。若医者不识而误用之，则不可胜救矣。

《主治秘诀》云：性寒味淡，气味俱薄，体重而沉降，阴中之阳也。乃阳明经大寒之药，能伤胃气，令人不食。非腹有极热者，不可轻用。能止阳明经头痛，胃弱者不可服。治下牙疼者，须用白芷为使发引。

东垣云：石膏辛甘，除三焦热，伤寒头痛。甘寒，胃经大寒药，润肺除热，解肌发汗。

海藏云：石膏，发汗，辛寒，入手太阴经。

东垣曰：石膏，足阳明药也。又治三焦大热，手少阳也。仲景治伤寒阳明经证，身热，目痛，鼻干，不得卧。身以前，胃之经也；胸者，胃肺之室也。邪热在阳明，肺受火制，故用辛寒以清肺，所以号为白虎汤也。

《唐本》注云：疗风去热，解肌。

《衍义》云：仲景白虎汤中，服之如神。《新校正仲景伤寒论》后言：四月已后，天气热时，用白虎汤者，是也。然四方气候不齐，及岁月气运不一，方所既异，当用之时，亦宜两审。其说甚雅。若伤寒热病，大汗后，脉洪大，口舌燥，头痛，大渴不已，或着暑热，身疼倦怠，白虎汤服之，无有不效。石膏为白虎汤之君主也。知母条下更有说。

---

① 热：原脱，据《汤液本草》"石膏"条补。

② 引饮：此下原衍"食体"，据《汤液本草》"石膏"条删。

丹溪云：尝观药之命名，固有不可晓者，中间亦多有意义，学者不可不察。如以色而名者，大黄、红花、白前、青黛、乌梅之类是也；以气而名者，木香、沉香、檀香、麝香之类是也；以形而名者，人参、狗脊[①]、乌喙、贝母、金铃子之类是也；以质而名者，厚朴、干姜、茯苓、生熟地黄之类是也；以味而名者，甘草、苦参、龙胆、淡竹叶、苦酒之类是也；以能而名者，百合、当归、升麻、防风、硝石之类是也；以时而名者，半夏、茵陈、冬葵、寅鸡、夏枯草之类是也。石膏火煅细研，醋调封丹炉，其固密甚于石脂。苟非有膏，焉能为用？此兼质与能而得名，正于石脂同意。阎孝忠妄以方解石为石膏，况石膏味甘辛，本阳明经药，阳明主肌肉；其甘也，能缓脾益气，止渴去火；其辛也，能解表出汗，上行至头，又入手太阴、手少阳，彼方解石，止有体重、实坚、性寒而已，求其所谓有膏而可为三经之主者，安在哉？医欲责效，不亦难乎？又云：软石膏可研为末，醋丸如绿豆大，以泻胃火、痰火、食积，殊验。

按：石膏沉阴下降，有肃杀而无生长，宜适事为故。毋恣意用之，致伐资生之本也。

硫　黄

《本草》云：硫黄出广南及荣州，色如鹅黄者佳。

气温，大热，味酸，有毒。

《本草》云：主妇人阴蚀，疽痔，恶血，坚筋骨，除头秃；疗心腹积聚邪气，冷癖在胁，咳逆上气，脚冷痛弱无力，及鼻

---

① 脊：原作"青"，据《本草发挥》"石膏"条改。

衄，恶疮，下部䘌疮；止①血，杀疥虫。

《液》云：如太白丹佐以硝石、来复丹用硝石之类，至阳佐以至阴，与仲景白通汤佐以人尿、猪胆汁大意相同，所以去格拒之寒，兼有伏阳，不得不尔。如无伏阳，只是阴证，更不必以阴药佐之也。硫黄亦号将军，功能破邪归正，返滞还清，挺出阳精，消阴②化魄生魂。

《衍义》云：今人用治下元虚冷，元气将绝，久患寒泄，脾胃虚弱，垂命欲尽③，服之无不效。中病当便已，不可尽剂。

雄 黄

《抱朴子》云：雄黄，武都山所出，赤如鸡冠，光明晔晔者，乃可用耳。

气温、寒，味甘苦，有毒。

《本草》云：主寒热鼠瘘恶疮，疽痔死肌；疗疥虫䘌疮，目痛，鼻中息肉，及绝筋破骨，百节④中大风，积聚癖气，中恶腹痛，鬼疰。

盆 硝 即芒硝

今注：出益州。朴硝取汁炼之，令减半，投于盆，经宿乃有细芒，莹澈可爱。

气寒，味咸。

《本草》云：主五脏积聚，久热胃闭，除邪气，破留血，

---

① 止：原作"上"，据《证类本草》"石硫黄"条改。
② 阴：原作"阳"，据《本草纲目》"硫黄"条改。
③ 垂命欲尽：原作"欲垂命尽"，据《证类本草》"石硫黄"条改。
④ 节：原作"草"，据《证类本草》"雄黄"条改。

腹中痰火结搏[①]，通经脉及月水，破五淋，消肿毒，疗天行热病。

《药性论》云：使。味咸，有小毒。通月闭癥瘕，下瘰疬、黄疸，主漆疮，散恶血。

成聊摄云：热淫所胜，治以咸寒。芒硝之咸，以攻蕴热。又云：芒硝，一名硝石，以其咸能软坚。

洁古云：芒硝，性寒味咸，气薄味厚，沉而降，阴也。其用有三：去实热，一；去肠中垢，二；坚积热块，三也。孕妇忌之。又云：咸寒纯阴。热淫于内，治以咸寒。

丹溪云：治胞衣不下，以童便调芒硝一二钱，热服之，立下。牛马胞不下，亦可用之。

海藏云：硝石味咸而辛，辛微缓于咸。硝石者，硝之总名也。但不经火者，谓之生硝、朴硝；经火者，谓之盆硝、芒硝。古人用辛，今人用咸，辛能润燥，咸能软坚。其意皆是，老弱虚人不可下者[②]。若欲用者，以玄明粉代之，尤佳。仲景只用芒硝，不用朴硝，恶其太峻也。

《本经》云：利小便而堕胎。伤寒妊娠不[③]可下者，用此兼以大黄引之，直入大肠，润燥软坚泻热，子母俱安。《内经》云：有故无殒，亦无殒也。此之谓软？以在下言之，则便尿俱阴；以前后言之，则前气后血；以肾言之，则总主大小便难，尿涩秘结，俱为水少。经言：热淫于内，治以咸寒，佐以苦辛。故用芒硝、大黄相须为使也。

丹溪云：硝属阳金，而有水与火土。善消化驱逐，而经言

---

① 搏：原作"转"，据《证类本草》"芒硝"条改。

② 不可下者：疑误。《汤液本草》"硝石"条作"可下者宜用"。

③ 不：据《汤液本草》疑衍。

无毒，化七十二种石，不毒[1]而能之乎？以之治病，以致其用，病退则已。若玄明粉者，以其火煅而成，其性当温，遂曰常服多服久服皆可，岂理也哉？

玄明粉

气冷，味辛甘，无毒。

《液》云：治心热烦躁，五脏宿滞，癥瘕，明目，退膈上虚热，消肿毒。注中有"治阴毒"一句，非伏阳不可用。若止用此除阴毒，杀人甚速。"牙硝"条下"太清炼灵砂"补注，谓阴极之精，能化火石[2]之毒。

《仙经》云：阴中有阳之物。

东垣云：玄明粉，大抵用此以代盆硝者佳。

海藏云：本草注云，治骨蒸五劳，惊悸，热毒风等，服之立愈。正经[3]云味甘辛、性冷，则治热病明矣。兼味辛，又咸，此能润燥而软坚也。非大便燥结，脉滑有力而洪大者，不宜服。

腊月将朴硝十斤，萝卜十斤，冬瓜五斤，豆腐三斤，同煮，露天底，味竟去咸，入罐火煅而成者方妙。

禹余粮

陶隐居云：今多出东阳。形如鹅鸭卵，外有壳重叠，中有黄细末，无砂者为佳。近年茅山凿地，大得之。昔禹行山乏食，采此充粮。

---

① 毒：原作"独"。据《本草发挥》"朴硝"条改。
② 石：原作"食"。据《证类本草》"马牙消"条改。
③ 正经：此处指《嘉祐本草》所出玄明粉的大字本文。其下注"新补见《药性论》并日华子"。

萧炳云：生东海池泽及山岛中。牡丹[1]为使。

气寒，味甘，无毒。

《本草》云：主咳逆，寒热烦满，下痢赤白，血闭癥瘕，大热。

《本经》云：重可去怯。禹余粮之重，为镇固之剂。

《本草》注云：仲景治伤寒下利不止，心下痞硬，利在下焦者，赤石脂禹余粮汤主之。赤石脂、禹余粮各一斤，并碎之，以水六升，煎取二升，去滓，分二服。

雷公云：看如石，轻敲便碎，可如粉也。兼重重如叶子雌黄，此能益脾安脏气[2]。

张仲景治伤寒下利不止，心痞闷，赤石脂禹余粮汤主之。

代赭石

气寒，味甘苦，无毒。

一名须丸。出姑幕者名须丸，出代郡名代赭。

入手少阴经、足厥阴经。

《本草》云：主鬼疰贼风，蛊毒，杀精物恶鬼，腹中毒邪气，女子赤沃漏下，带下百病，产难，胞衣不出，堕胎。养血，除五脏血脉中热，血痹，血瘀，大人小儿惊气入腹，及阴痿不起。

《圣济经》云：怯则气浮，重则所以镇之。怯者亦惊也。

《药性论》云：畏天雄，干姜为使。

火煅醋淬七次，研细末飞。不入汤药。

---

① 牡丹：原作"牡丹皮"。据《证类本草》"禹余粮"条改。
② 脏气：原脱，据《证类本草》"太一余粮"条补。

铅　丹即黄丹

气微寒，味辛，有毒。

《本草》云：主吐逆反胃，惊痫癫疾，除热下气，止小便利，除毒热，筋挛，金疮溢血。又云：镇心安神，止吐血。

洁古云：《本经》言涩可去脱而固气。

成无己云：铅丹收敛神气以镇惊也。

丹溪云：铅丹属金，而有土与水火。丹出于铅。而日华子云凉、无毒，予窃疑焉。曾见一中年妇人因多子，于月内服铅丹二两，遂四肢冰冷强直，食不入口。时正仲冬，遂急服理中汤加附子，与数十帖而安。谓之凉而无毒，可乎？

《衍义》云：治疟久不愈，用百草霜、黄丹等分，细研，每服二钱。于发日空心米饮调服之，立时效。

铅　粉

味辛甘，寒，无毒。杀三虫，去鳖瘕，疗恶疮，堕胎。

《药性》云：治积聚不消。焦炒，止小儿疳痢。

《本草》云：一名胡粉，一名定粉，一名瓦粉。仲景猪肤汤用白粉，非此白粉，即白米粉也。黄延非治胸中寒，是治胸中塞，误写作寒字。

陈藏器云：主久痢成疳，粉和水及鸡子白服，以粪黑为度。为其杀虫而止痢也。

赤石脂

苏恭①云：今出潞州。以色鲜腻者为胜，采无时。

---

① 苏恭：即苏敬。因避讳改"敬"为"恭"。主持编撰《新修本草》，故以其名代指该书。

气大温，味甘酸辛，无毒。

《本草》云：主养心气，明目益精。疗腹痛泄澼，下痢赤白，小便利，及痈疽疮痔，女子崩中漏下，产难，胞衣不出。久服补髓、好颜色，益志不饥，轻身延年。五色石脂，各入五脏补益。

东垣云：赤石脂、白石脂，并温、无毒。畏黄芩、芫①花，恶大黄。

《本经》云：涩可去脱。石脂为收敛之剂，胞衣不出，涩剂可以下之。赤入丙，白入庚。

《珍》云：赤白石脂，俱甘酸，阳中之阴，固脱。

紫石英

《图经》云：今陇州山中多出。其色淡紫，其实莹澈，随其大小，皆五棱，两头如箭镞者佳。暖而无毒。

气温，味甘辛，无毒。

入足厥阴经、手少阴经。

《本草》云：主心腹咳逆邪气，补不足，女子风寒在子宫，绝孕十年无子。疗上气，心腹痛，寒热邪气②、结气。补心气不足，定惊悸，安魂魄，填下焦，止消渴。除胃中久寒，散痈肿。令人悦泽。久服温中，轻身延年。得茯苓、人参、芍药，共疗心中结气；得天雄、菖蒲，共疗霍乱。长石为之使，畏扁青、附子。不欲鮀甲、黄连、麦句姜。

《衍义》云：仲景治风热瘛疭，风引汤：紫石英、白石英、

---

① 芫：原误作"花"，据《汤液本草》"赤石脂"条改。

② 气：原脱。据《汤液本草》"紫石英"条改。

寒水石、石膏、干姜、大黄、龙齿①、牡蛎、甘草、滑石，等分，上㕮咀，以水一升，煎去三分，食后，量多少温呷之。不用渣。立效。

伏龙肝_{此灶中对釜月下黄土也}

气温，味辛。

《时习》云：主妇人崩中，吐血，止咳逆，止血，消痈肿。

《衍义》云：妇人恶露不止，蚕沙一两炒，伏龙肝半两，阿胶一两，同为末，温酒调，空心服二三钱。以止为度。

《药性论》云：单用亦可。咸，无毒。催生下胞，及小儿夜啼。

日华子云：热，微毒。治鼻洪，肠风带下，血崩，泄精，尿血。

白 矾

今出益州。雷公云：成块，光莹如水晶者佳。

气寒，味酸，无毒。

《本草》云：主寒热泄泻，下痢白沃，阴蚀恶疮。消痰止渴，除痼热，治咽喉闭，目痛。坚骨齿。

《药性论》云：使。有小毒。生含咽津，治急喉痹。

一切肿毒疮疖，用生矾入水化开，用皮纸蘸矾水，频搭患处，自消。

稀涎散：同皂荚研末些须，吐风痰通窍如神。蜡矾丸和蜜

---

① 齿：原作"脑"，据《汤液本草》"紫石英"条改。

蜡丸吞，平痈肿，护膜要剂。风痫久服，其涎从小便中出，用生矾、细茶，等分，为末，蜜丸桐子大，每服三十九丸，茶清送下。齁喘，用枯矾末一匙，临卧滚白汤调下，三四次愈。鼻中息肉，臭不可近，痛不可摇，枯矾和硇砂少许，吹之，化水而消。口疮，生矾二钱，硼砂一钱，为末，蜜调，敷患处。中风痰厥，不省人事，用生矾末二三钱，生姜汁调，灌服。满颈生小瘰子，用生矾、地肤子，煎水洗，数次即去。杨梅疮初起，用生矾末擦手足心。脑漏流脓涕，用枯矾、血余灰等分，为末，青鱼胆拌成饼，阴干研细，吹鼻中。小儿牙疳，用生矾装五倍子内，烧过为末，擦上。咽喉肿痛，水浆不入，死在须臾，或乳蛾斗喉，用枯矾、白僵蚕、雄黄、硼砂等分，为末吹之，立已。

自然铜

味辛，平，寒，有小毒。疗折伤，散血止痛。

丹溪云：自然铜，世以为接骨药，然此等方尽多，大抵妙在补虚、补血、补胃。俗工不知，惟求速效以罔利，迎合病人之意。而自然铜非煅不可服。若服新出火者，其火毒、金毒相扇，又挟香热药之毒，虽有接伤之功，其燥散之祸，甚于刀剑。戒之！戒之！

雷公曰：石髓铅，即自然铜也。凡使，勿用方金牙。其方金牙真似之。若饵，吐煞人。其石髓铅，色似干银泥，如采得，先捶碎，同甘草汤煮一伏时，漉出令干，入臼中捣，重筛过，以醋浸一宿，用六一泥泥瓷盒，于文武火中养三日夜，取出研如粉用之。

卤　碱 一名硷

《唐本》注云：生河东，是碱。

味苦咸，寒，有小毒。

丹溪云：石碱去湿热，消痰磨积块，洗涤垢腻，量虚实用之。若过服，则顿损。又云：石碱、阿魏，皆消积块。

硇　砂 毒物

《本草》云：硇砂出西凉，今河东、陕西近边州郡有之。颗块光明，大者有如拳，小者如指面者佳。

味咸。

《本草》云：破坚癖。独不用，入群队用之。味咸苦辛，温，有毒。不宜多服。主积聚，破结血，烂胎，止痛下气，疗咳嗽、宿冷。去恶肉，生好肌。柔金银，可为焊药。

《药性论》云：有大毒，畏浆水，忌羊血。味酸咸，能腐坏人肠胃。生食之，化人心为血。能除冷病，大益阳事。

日华子云：北庭砂，味辛酸，暖，无毒，畏一切酸。补水脏，暖子宫，消冷癖、瘀血、宿食、气块、痃癖，及妇人血气心痛、血崩、带下。凡修制，用黄丹、石灰作匮，煅赤使用，无毒。柔金银。驴马药亦用。

今人作焊药，乃用硼砂。硼砂出南海，性温、平。其状甚光莹，治咽喉最为要切。

东流水

味平，无毒。

《时习》云：千里水及东流水，主病后虚弱。扬之万过，煮药，收^①禁神效。二者皆堪荡涤邪秽。此水洁净，诚与诸水不同。为云母所畏，炼云母粉用之。

缫丝汤

丹溪云：口干消渴者，可用此吐之。此物属火，有阴之用。能泄膀胱水中相火，以引清气上朝于舌。

按：《究原方》治消渴，以缫丝汤饮之，或以茧壳丝绵煮汤饮之亦可。

浆　水

丹溪云：味甘酸而性凉，善走，化滞物，解烦渴。

《衍义》云：浆水不可同李实饮，令人霍乱。

麻沸汤

成聊摄云：泻心汤，以麻沸汤渍服者，取其气薄而泻虚热也。

十二水

或问：医家以水烹煮药石，本草著名颇多，夫何一水之用，而有许多名类？必其能各有所长，请逐一明言其故。曰：

长流水：即千里水也。但当取其流长而来远者。以其性远而通达，历科坎已多，故取以煎煮手足四末之病道路远之药，及通利大小便之用也。

急流水：湍上峻急之流水也。以其性速急而达下，故特取

---

① 收：原作"取"。据《汤液本草》"东流水"条改。

以煎通利二便及足胫以下之风药也。

顺流水：其性顺而下流，故亦足以治下焦腰膝之证，及通利二便之用也。

逆流水：慢流洄澜之水也。以其性逆而倒流，故取以调和发吐痰饮之剂也。

《药性论》云：半天河水，微寒。惟竹篱头及高树穴中盛者，能治精神恍惚妄语。勿令病人知之，与饮立瘥。半天河水，即长桑君授扁鹊饮以上池之水，乃竹篱藩头管内之积水。取其清洁，自天而降，未受下流污浊之气，故可以为炼还丹、调仙药之用也。

春雨水：立春日空中以器盛接之水也。其性始得春升生发之气，故可以煮中气不足、清气不升之药也。古方谓妇人无子者，于立春日清晨，以器①盛空中之雨水，或此日百草晓露之水，夫妻各饮一杯，还房当即有孕。取其资始资生、发育万物之义耳。

《本草》云：味甘，无毒。在百草头，愈百病，止消渴。柏叶上者，明目。百花上，令人好颜色。

秋露水：其性禀收敛肃杀之气，故可取以烹煎杀祟之药，及调敷杀癞虫疥癣诸虫之剂也。

井花水：清晨井中第一汲者。其天一真精之气，浮结于水面，故可取以烹煎补阴之剂，及修炼还丹之用。今好清之士，每日取以烹春茗，而谓清利头目最佳。其性味同于雪水也。

《本草》云：甘温无毒。除风补衰，令人好颜色，菊英水也。菊英水，蜀中有长寿源，其源多菊，而流水四季皆菊花香。

---

① 器：原作"气"，据上文改。

居人饮其水，寿皆二三百岁。故陶靖节之流好植菊，日采其花英，浸水烹茶，期延寿也。

《梅师方》云：治眼睛无故突出一二寸者，以新汲水灌渍睛中，数易水，睛自收入。

新汲水：井中新汲未入缸瓮者。取其清洁，无湿杂之味，故用以烹煮药剂也。

《外台秘要》云：甘澜水，入膀胱治奔豚。甘澜水，其法取水二斗，置大盆内，以木勺扬之，使水珠沫液盈于水面，乃收用之。其水与月窟水性同。取其味甘温而性柔，故可以烹伤寒阴证等之药也。成无己云：煎用甘澜水者，扬之无力，取其不助肾气也。

潦水：又名无根水，山谷中无人迹去处，新土科凹中之水也。取其性不动摇，而有土气内存，故可以煎调脾进食、补益中气之剂也。

成无己云：用潦水，取其味薄，则不助湿气。

卷之二 木 部

桂_{桂心、肉桂、桂枝附}

陶隐居云：今出广州者佳，桂阳县者次之。

气热，味甘辛，有小毒。

入手少阴经。

桂枝入足太阳经。

《本草》云：主温中，利肝肺气，心腹寒热冷疾，霍乱转筋，头腰痛，出汗，止烦，止唾，咳嗽鼻齆。能堕胎，坚骨节，通血脉，理疏不足，宣导百药。无所畏。久服神仙。

洁古云：补下焦热火不足，治沉寒痼冷及表虚自汗。春夏二时为禁药也。

《主治秘诀》云：渗泄止渴，去荣卫中之风寒。仲景《伤寒论》发汗用桂枝者，乃桂条，非身干也。取其轻薄而能发散。今又有一种柳桂，乃桂枝嫩小枝条也，尤宜入治上焦药用也。

《主治秘诀》云：桂枝性热，味辛甘，气味俱薄，体轻而上行，浮而升，阳也。其用有四：去伤寒头痛，开腠理，解表，去皮肤风热。

东垣云：肉桂味辛甘，大热纯阳。温中利肺气，发散表邪，去荣卫中风寒。秋冬治下部腹痛，非桂不能止之。又云：桂枝味辛性热，气味俱轻，阳也，升也，故能上行，发散于表。收内寒则用牡桂，辛热散经寒，引导阳气。若热以使正气虚者，以辛润之，散寒邪，治奔豚。又云：或问，《本草》云桂能止烦、出汗；仲景或云复发其汗，或云先其时发汗，或云当以得汗解，或云当发汗、更发汗、并发汗，宜桂枝汤，凡数处言之，则是用桂枝发汗也；又云无汗不得服桂枝，又云汗家不得重发汗，又云发汗过多者，用桂枝甘草汤，则是用桂枝闭汗也。一药二用，如何明得？仲景发汗、闭汗，与《本草》之义，相通为一。答曰：《本草》言桂味辛甘、大热、无毒，能宣导百药，通血脉，止烦，出汗者，是调其血而汗自出也。仲景云：脏无他病，发热自汗者，此是卫气不和也。又云：自汗者为荣气不和，荣气不和则内外不谐。盖卫气不与荣气相和谐也。若荣气和则愈矣。故用桂枝汤调和荣卫。荣卫既和，则汗自出，风邪由此而解，非桂枝能开腠理而发出汗也。昧者不解闭汗之意，凡见伤寒病者，便用桂枝汤发汗。若与中风自汗者，其效应如桴鼓。因见其取效而病愈，则曰此桂枝发汗出也。遂不问伤寒无汗者，亦皆与桂枝汤，误之甚矣！故仲景言无汗不得服桂枝，是闭汗孔也。又云：发汗多，叉手自冒心，心下悸，欲得按者，用桂枝甘草汤。此亦是闭汗孔也。又云：汗家不得重发汗，若用桂枝汤，是重发其汗也。凡桂枝汤下言"发"字，当认自"出"字，是汗自然出也，非若麻黄能开腠理而发出汗也。《本草》"出汗①"二字，下文有"通血脉"一句，此非三焦、卫气、皮毛中药，此乃荣血中药也。如此则"出汗"二字，当认作荣卫和、自然汗出耳。非是桂枝开腠理发出汗也。故后人用桂治虚汗，读者当逆察其意可也。噫！神农作之于前，仲景述之于后。前圣后圣，其揆一也。

海藏云：桂有菌桂、牡桂、筒桂、肉桂、板桂、桂心、官桂

---

① 汗：原脱，与《本草发挥》"桂"条同，据文义补，与下文合。

之类，用者罕有分别。大抵细薄者为枝为嫩，厚脂者为肉为老。但不用粗皮，止用其心中者，为桂心也。《衍义》云桂大热，《素问》云辛甘发散为阳，故汉张仲景桂枝汤治伤寒表虚，皆须用此药，是专用辛甘之意也，《本草》云疗寒以热。故知独有一字"桂"者，《本草》言甘辛大热，正合《素问》"辛甘发散为阳"之说也。然《本经》止言桂，而仲景又言桂枝者，盖只取其枝上皮，其木身粗厚处不中用。今又谓之官桂，不知何缘而立名。或云"官"字即"观"字之文，盖产于观州者佳，故号观桂也。深虑后世以为别物，故于此书之。然筒桂厚实，气味重者，宜入治脏及下焦药；轻薄者，宜入治头目发散药。故《本经》以菌桂养精神、牡桂利关节。仲景伤寒发汗用桂枝。桂枝者，桂条也，非身干也。取其轻薄而能发散。一种柳桂，乃小嫩枝条也，尤宜入上焦药。仲景汤液用桂枝发表，用肉桂补肾。本乎天者亲上，本乎地者亲下，理之自然。此药能护荣气，而实卫气。桂枝发表，则在足太阳经；桂心入心，则在手少阴经。

丹溪云：桂，虚能补，此大法也。仲景救表用桂枝，非是表有虚，以桂补之也，盖卫有风邪，故病自汗，以桂枝发其风邪，卫和则表密，汗自止，非桂能收汗而用之也。今《衍义》云，乃谓仲景治表虚，误矣！《本草》止言出汗，正是《内经》"辛甘发散"之意。后人用桂止汗，失经旨矣！名曰官桂者，以桂多品，取其品之高者，可以充贡，而名之曰官桂，乃贵之之辞也。桂心者，以皮之肉厚，去其粗而无味者，止留近木一曾①，其味辛甘者，故名之曰桂心，乃美之之辞也。何必致疑若此乎？

---

① 曾：通"层"，重叠。《管子·轻重戊》："有虞之王，烧曾薮，斩群害，以为民利。"

曾世荣曰：小儿惊风及泻，宜用五苓散，以泻丙火、渗土燥，内有桂，能抑肝风而扶脾土也。《医余录》云：有人患眼痛，脾虚不能食，肝脉盛，脾脉弱，用凉药治肝，则脾愈虚；用暖药治脾，则肝愈盛。但于平药中，倍加肉桂，杀肝而益脾，一治两得之。传云"木得桂而枯"是也。

按：桂之说，纷纷不齐。愚细考研访，种类原有四样，惟以辛香者为胜。至于肉桂、桂心、桂枝，此非异种，乃一种而非①三用也。中半以下为肉桂，主下焦；正中者为桂心，主中焦；中半以上为桂枝，主上焦。此亲上、亲下之道也。桂心之说，从来未明，皆以去皮者为是。不知凡用桂，必去皮，岂皆名桂心耶？故特表明之。今人又误以薄者名官桂。不知官桂者，桂之总名。李蕲州所谓上等供官之桂也。忌火、生葱、石脂。

其在下，最厚者，名肉桂，入肾、肝二经。经曰：利关节，补中气。隐居曰②：冷痰、腰痛，止烦，堕胎，坚筋骨，通血脉，理不足，宣百药。洁古曰：补下焦不足，沉寒痼冷，秋冬下部腹痛。时珍曰：阴盛失血，泻痢，伐肝。

其在中，次厚者，名桂心，入心脾二经。甄权曰：九种心痛，腹痛，壅痹，杀三虫。《大明③》曰：补劳伤，通九窍，生肌肉，利关节，破癥癖，杀草木毒。时珍曰：托痈疽痘疮，能引血化汗化脓。

其在上，薄者，名薄桂，即桂枝，入肺、膀胱二经。经

---

① 非：疑为"分"字之误。

② 隐居曰：后文出自《本草经集注》引《名医别录》文，非陶氏注语。后文"隐居曰"同此。

③ 大明：指《大明本草》，是《日华子诸家本草》之别称。

日：上气咳逆，结气喉痹。隐居曰：通脉出汗。甄权曰：冷风疼痛。洁古曰：伤风头疼，皮肤风湿。成无己曰：利肺气。丹溪曰：横行手臂，治痛风。

茯　神

阳也，味甘，无毒。入心与肝经。

《本草》云：主辟不祥，恚怒善忘，五劳七伤。用甘草、防风、芍药、紫石英、麦门冬，共疗五脏。恶白蔹，畏牡蛎、礜石、地榆、雄黄、秦艽、龟甲。

《珍》曰：治风眩心虚，非此不能安。

《药性论》云：君。主惊痫，安神定志，补虚乏。主心下急痛坚满，人虚而小便不利者。

茯　苓

陶隐居云：今出郁州。形如鸟兽龟鳖者良。

气平，味淡。味甘而淡，阳也。无毒。

白者入手太阴经、足太阳经、少阳经。赤者入足太阴经、足太阳经、少阳经。

恶白蔹，畏牡蒙、地榆、雄黄、秦艽、龟甲。忌醋及酸物，去皮。

《本草》云：主胸胁逆气，忧恚惊邪，恐悸，心下结痛，寒热烦满，咳逆，口焦舌干。利小便，止消渴，好唾，大腹淋漓。消膈中痰水，水肿，淋结。开胸腑，调脏气，伐肾邪，长阴，益气力，保神守中。

《象》云：止渴，利小便，除湿益燥，和中益气，利腰脐间血为主。治小便不通，尿黄或赤而不利。如小便利，或数服之，则大损人目。如汗多人服之，损真气，夭人寿。医云赤泻白补，上古无此说。去皮用。

《心》云：淡能利窍，甘以助阳，除湿之圣药也。味甘，平，补阳，益脾逐水。湿淫所胜，小便不利，淡味渗泄，阳也。治水缓脾，生津导气。

《液》云：入足少阴、手足太阳。色白者，入辛壬癸；赤者，入丙丁。伐肾邪，小便多，能止之；小便涩，能利之。与车前子相似，虽利小便而不走气。酒浸，与光明朱砂同用，能秘真。味甘平，如何是利小便？

时珍曰：《本草》止言利小便，伐肾邪。至东垣、海藏，乃言小便多者能止，涩者能通，同朱砂能秘真元。丹溪又言阴虚者不宜用。何哉？茯苓淡渗上行，生津，滋水之源而下降，利小便。故洁古谓其属阳，浮而升，言其性也；东垣谓其阳中之阴，降而下，言其功也。《素问》曰：饮食入胃，游溢精气，上输于肺，通调水道，下输膀胱。则利水之药，皆上行而后下降，非直下行也。小便多，其源亦异。《素问》云：肺气盛则便数，虚则小便遗；心虚则少气遗尿；下焦虚则遗尿；胞移热于膀胱则遗尿；膀胱不约为遗；厥阴病则遗尿。所谓肺气盛者，实热也。其人必强壮，宜茯苓以渗其热，故曰小便多者能止也。若肺虚胞热，厥阴病者，皆虚热也，必上热下寒而虚弱。法当用升阳之药，以升木降火。膀胱不约，下焦虚者，乃火投于水，水泉不藏。脱阳之症，必肢冷脉迟，法当用温热之药，峻补其下，皆非茯苓可治，故曰阴虚者不宜用也。

按：茯苓假松之余气而成，无中生有，得坤厚之精，故为脾家要药。其体在下，故其用亦下行而利便，逐妄水以益脾，不伤真液也。茯神抱根而生，有依守之义，故多安神之功。

琥 珀

禹锡云：枫脂入地，千载变成琥珀。

气平，味甘，阳也。

入心、脾、小肠三经。

《珍》云：利小便，清肺。

《本草》云：安五脏，定魂魄，消瘀血，通五淋。杵细用。

《药性论》云：君。治产后血疹痛。

日华子云：疗蛊毒，壮心，明目磨翳，止心痛，癫邪，破癥结。

藏器曰：止血生肌，合金疮。

丹溪云：古方用以燥脾土有功。脾能运化，肺金下降，故小便可通。若血少不利者，反致燥急之苦。

按：珀有下注之象，且得艮止之义，故得安神下血，物理昭然。琥珀以手摩热，可拾芥者为真。茯苓、琥珀，皆自松出，而所禀各异。茯苓生成于阴，琥珀生于阳而成于阴，故皆治荣而安心利水也。

雷公云：制用水调侧柏子末，安于瓷锅中，安琥珀于末中煮，从巳至申，取出捣如粉，重筛用。

柏子仁

《图经》云：乾州者最佳。三月开花，九月结子。

气平，味甘辛，无毒。

入肝、脾、肾三经。

《本草》云：主安五脏，除风湿痹，益气血，能^①长生，令人润泽，美颜色，耳目聪明。用之则润肾之药也。

《药性论》云：柏子仁者，恶菊花，畏羊蹄草。能治腰肾中冷，膀胱冷脓宿水，兴阳道，益寿，去头风，治百邪鬼魅，主小儿惊痫。柏子仁，古方十精丸用之。

按：柏子仁性平而不寒不燥，甘而补，辛而润。其气芬芳，能透心肾而益脾胃，仙家上品药也。柏叶止血益人。丹溪称其属金善守，为补阴要药。春采东，夏采南，秋采西，冬采北，方得节候生气。

侧柏叶

气微温，味苦，无毒。

入肺、膀胱、小肠三经。

《本草》云：主吐血衄血，及痢血，崩中赤白。轻身益气，令人耐寒暑。

日华子云：柏叶取汁，涂髭发，永黑不白。

《药性论》云：侧柏叶，苦辛，性涩。治冷风历节疼痛，止尿血。与酒相宜。

柏 皮

《本草》黑字^②：柏白皮，主火灼烂疮，长毛发。

日华子云：柏白皮无毒。

---

① 能：原作"脉"。据《汤液本草》"柏子仁"条改。

② 本草黑字：陶弘景《本草经集注》创朱书《神农本草经》、墨书《名医别录》的著录形式。后人刊刻《证类本草》改朱书为白字，墨书为黑字。此所谓《本草》黑字，即代表以下文字源自《名医别录》。

酸 枣

嵩阳子[①]云：余家于滑台，今酸枣县，即滑之所属邑也，其地名酸枣焉。其核微圆，其仁稍长，色赤。

气平，味酸，无毒。

《本草》云：主心腹寒热，邪结气聚，四肢酸疼，湿痹，烦心不得眠，脐上下痛，血转久泄，虚汗烦渴。补中，益肝气，坚筋骨，助阴气，令人肥健。久服安五脏，轻身延年。

胡洽治振悸不得眠，人参、白术、白茯苓、甘草、生姜、酸枣仁，六物煮服。

按：《圣惠方》云，胆虚不眠，寒也。炒为末，竹叶汤服。盖以肝胆相依，血虚则肝虚，胆亦虚。得熟者以旺肝，则木来制土。脾主四肢，又主困倦，故令人睡。《济众方》云，胆实多睡，热也。生研为末，姜茶汤调服。盖枣仁秋成者也，生则全金气而制肝，脾不受侮而运行不睡矣。

槐 实

味甘酸咸，寒，无毒。

《珍》云：与桃仁治证同。

《药性论》云：臣，治大热难产。皮煮汁，淋阴囊坠肿、气瘤。又，槐白皮，治口齿风疳。

日华子云：槐子，治丈夫、女人阴疮湿痒，催生吞七粒。皮，治中风皮肤不仁，喉痹，洗五痔，产门痒痛，及汤火疮。煎膏，止痛长肉，消痈肿。

---

① 嵩阳子：周君巢，号嵩阳子，唐代学者，好金丹服饵之术。

《别录》云：八月断槐大枝，使生嫩蘗，煮汁酿酒，疗大风痿痹甚效。槐耳主五痔，心痛，女人阴中疮痛，景天为之使。槐花味苦，无毒，治五痔，心痛，眼赤，杀腹脏虫及热，治皮肤风，肠风泻血，赤白痢。槐胶主一切风，化痰，治肝脏风，筋脉抽掣，急风口噤，四肢不收，顽痹，或毒风、周身如虫行，或破伤风口眼偏斜、腰膝强硬。槐叶平，无毒，煎汤洗小儿惊痫壮热、疥癣疔疮。皮、茎同用良。

《产宝》云：疮，崩中不止，槐实烧灰存性为末，以酒服二钱。

槐　花

苦薄，阴也。

《珍》云：凉大肠热。

《本草》云：杀腹脏虫，并肠风泻血，赤白痢。

蔓荆子

《图经》云：今秦、陇、明、越州多有之。

气清，味辛，温，苦甘，阳中之阴，太阳经药。

《象》云：治太阳经头痛，头昏闷，除目暗，散风邪药。胃虚人勿服，恐生痰疾。拣净杵碎用。

《珍》云：凉诸经血，止头痛，主目睛内痛。

《本草》云：恶乌头、石膏。

《药性论》云：治贼风，能长髭发。

大腹子

《本草》云：生南海诸国。

气微温，味辛，无毒。

《本草》云：主冷热气攻心腹，大肠壅毒，痰膈醋心，并以姜、盐同煎。《时习》谓是气药也。

孙真人云：先酒洗，后大豆汁洗。

日华子云：下一切气。止霍乱，通大小肠，健脾开胃，调中。

按：《博异诗》云：曾闻大腹偏阴向，堪异丛花秀在房。羽扇扫天从史载，丝纶覆地见青囊。斩关骁骑无恩泽，薄伐昭威拟雪霜。前征未捷即先殒，坐使英雄泪满堂。此甚言其克伐之祸也。树上多栖鸩鸟，染污粪毒，必多洗之。

山茱萸

陶隐居云：出海州，近路诸山中。色赤核小者佳。恶桔梗、防风、防己。

气平，微温，味酸，无毒。

入足厥阴经、少阴经。

《本草》云：主温中，逐寒湿痹，强阴益精，补髓。能止小便。入足少阴、厥阴。

《圣济经》云：滑则气脱。涩剂所以收之。山茱萸之涩，以收其滑。仲景八味丸用为君主，如何涩剂以通九窍？

雷公云：用之去核一斤，取肉四两，缓火熬用。能壮元气，秘精。核能滑精，故去之。古云熬，即今之炒也。

《珍》云：温肝。

《本经》云：止小便利，以其味酸。可观八味丸用为君主，其性味可知矣。

《药性论》亦云：补肾添精。

日华子亦云：暖腰膝，助水脏也。

吴茱萸

《图经》云：生上谷，今江浙有之。三月开花，红紫色。七八月结子，嫩时微黄，成熟则深紫。九月九日采，阴干。以盐水洗百转，日晒干，存用之。

气热，味辛苦[①]。气味俱厚，阳中阴也。

辛温，大热，有小毒。

入足太阴经、少阴经、厥阴经。

《本草》云：主温中下气，止痛，咳逆寒热，除湿血痹，逐风邪，开腠理，去痰冷，腹内绞痛，诸冷实不消，中恶，心腹痛，逆气。利五脏。入足太阴、少阴、厥阴。震坤合见[②]，其色绿。

《衍义》云：此物下气最速，肠虚人服之愈甚。蓼实为之使，恶丹参、硝石、白垩[③]。畏紫石英。

《心》云：去胸中逆气。不宜多用，辛热，恐损元气。

《象》云：食则令人口开目瞪。寒邪所隔，气不得上下。此病不已，令人寒中，腹满膨胀，下利寒气，诸药不可代也。洗去苦味，日干，杵碎用。

垣曰：浊阴不降，厥气上逆，咽隔[④]不通，令人寒中，腹满下利，用之如神，无可代者。

---

① 苦：原作“甘”。据《汤液本草》“吴茱萸”条改。
② 震坤合见：见，同“现”。合见，即合现，共同出现。震为木色青，坤为土色黄。“震坤合见”释“其色绿”的机理。
③ 垩：原作“垂”。据《汤液本草》“吴茱萸”条改。
④ 隔：通“膈”。《管子·水地》：“脾生隔，肺生骨，肾生脑。”

时珍曰：开郁，治吞酸疝气。

按：茱萸辛热能散能温，苦热能燥能坚，故所治之症，皆取散寒温中，燥湿解郁而已。咽喉口舌生疮，以茱萸末醋调，贴两足心，移夜便愈。引热下行也。

张仲景治呕而胸满者，茱萸汤主之。

益 智

《山海经》云：益智子生昆仑国。《广州记》云：益叶如蘘荷，茎如竹箭。子从心出，一枝有十子，子肉白滑。今岭南州郡往往有之。

气热，味大辛。辛温，无毒。

主君相二火。

手足太阴经、足少阴经。

本是脾经药。

《象》云：治脾胃中受寒邪，和中益气，治多唾，当于补中药内兼用之，勿多服。去皮用。

《本草》云：主遗精虚漏，小便遗沥，益气安神，补不足，安三焦，调诸气。夜多小便者，取二十四枚，碎之，入盐同煎服，有效。

《液》云：主君相二火，手足太阴、足少阴，本是脾药。在集香丸则入肺，在四君子汤则入脾，在大凤髓丹则入肾。脾、肺、肾，互有子母相关。

按：益智行阳退阴之药，三焦气弱者宜之。士瀛曰：心者脾之母，进食不止于和脾，火能生土，当使心药入脾药中，庶几相得。古人进食，多用益智，土中益火也。

猪 苓

《药性论》云：出衡山山谷。微热，解伤寒[①]温疫大热，发汗，主肿胀满腹急痛。

气平，味甘苦，甘寒。甘苦而淡，甘重于苦，阳也。无毒。入足太阳经、少阴经。

《象》云：除湿。此诸淡渗药，大燥，亡津液，无湿证勿服。去皮用。

《心》云：苦以泄滞，甘以助阳，淡以利窍，故能除湿、利小便。

《珍》云：利小便。

《本草》云：主痎疟，解毒，蛊疰不祥，利水道。能疗妊娠淋。又治从脚上至腹肿，小便不利。

仲景：少阴渴者，猪苓汤，入足太阳、少阴。

《衍义》云：行水之功多。久服必损肾气，昏人目。果欲久服者，更宜详审。

胡 椒

日华子云：胡椒生西戎。主调五脏，止霍乱，心腹冷痛及冷痢，杀一切鱼鳖毒。

气温，味辛，无毒。

《本草》云：主下气，温中去痰，除脏腑中风冷。向阳者为胡椒，向阴者为荜澄茄。胡椒多服损肺，味辛辣，力大于汉椒。

---

① 寒：原脱。据《证类本草》"猪苓"条改。

《衍义》云：去胃中寒痰，吐水，食已即吐，甚验。过剂则走气。大肠寒滑亦用，须各以他药佐之。

川 椒

《图经》云：椒生武都川谷。如小豆颗，皮紫赤色而圆。

气热、温，味大辛。辛温，大热，有毒。

《象》云：主邪气，温中，除寒痹，坚齿发，明目，利五脏。须炒去汗。

《心》云：去汗。辛热，以润心寒。

《本草》云：止邪气咳逆，温中，逐骨节皮肤死肌，寒湿痹痛，下气，除六腑寒冷，伤寒温疟，大风汗不出，心腹留饮，宿食，肠澼下痢，泄精，女子字乳余疾，散风邪，瘕结，水肿，黄疸，鬼疰蛊毒。耐寒暑，开腠理。闭口者杀人。恶栝楼、防葵，畏雌黄。

丹溪云：红椒属火而有水与金，有下达之能，所以其子名曰椒目。止行渗道，不行谷道。能下水燥湿。世人服椒者，无不被其毒，以其久久则火自水中起，谁能御之？

《圣惠方》：治毒蛇入口中，拔不出，用刀破蛇尾，纳生椒三二粒，裹着，须臾即出。

厚 朴

陶隐居云：今出建平山谷中。忌诸豆，干姜为之使，恶泽泻、寒水石、硝石。

气温，味辛。阳中之阴。苦而辛，无毒。

《本草》云：主中风、伤寒、头痛、寒热、惊悸、气血痹、死肌，去三虫，温中益气，消痰下气，疗霍乱及腹痛胀满，胃中冷逆，胸中呕不止，泄痢，淋露，除惊，去留热，心烦满，厚肠胃。

洁古云：能除腹胀。若元气虚弱，虽腹胀宜斟酌用之。寒胀是也。大热药中兼用，结者散之，乃神药也。误服脱人元气。切禁之。

《主治秘诀》云：性温，味苦，气味俱厚，体重浊而微降，阴中阳也。平胃气，去腹胀。孕妇忌之。又云：腹胀用姜制厚朴。

海藏云：经言治中风伤寒头痛，温中益气，消痰下气，厚肠胃，去腹胀满。果泄气乎？益气乎？若与枳实、大黄同用，则能泄实满，经云消痰下气者是也。若与陈皮、苍术同用，则能泄湿①满，经曰温中益气者是也。若与解利药同用，则治伤寒头痛；与治痢药同用，则厚肠胃。大抵苦温，用苦则泄，用温则补。

《衍义》云：平胃散中用之，最调中。至今此药盛行，既能温脾胃气，又能走冷气，为世所须也。加减随证，如五积散治疫同功。

丹溪云：属土而有火，气药也。温而能散，泻胃中之实也。而平胃散用之，佐以苍术，正为泻上焦之湿，平胃土，不使之太过，而复其平，以致于和而已。非谓温补脾胃言也。后人执之以为补剂，误矣！

没 药

日华子云：破癥瘕。是波斯国彼处松脂也。

味苦，平，无毒。

---

① 湿：原作"实"。据《汤液本草》"厚朴"条改。

《本草》云：主破血止痛，疗金疮杖疮，诸恶疮，痔漏卒下血，目中翳，晕痛，肤赤。生波斯国。似安息香，其块大小不定，黑色。

乳 香

《广志》云：乳香生南海，色黄透明如乳头者佳。

洁古云：辛热纯阳，补肾及定诸经之痛。

东垣云：乳香味苦，辛热纯阳。疗风水肿毒，去恶风、心腹痛。入丸散用之。微炒杀毒，得不黏。

《博济方》：治急慢惊风，乳香半两，甘遂、半夏各半两，同研细，每服五分，用乳香汤调下，或小便调。

箬叶烘燥，灯草同擂。若合丸散，罗细和入。倘煎汤液，临熟和调。疗诸毒恶疮，定诸经卒痛。亦入敷膏，止痛长肉。定痛，走气分。

丁 香

《图经》云：丁香出广州者佳。

气温，味辛，纯阳，无毒。

入手太阴经，足阳明经、少阴经。

《象》云：温脾胃，止霍乱，消痃癖，气胀反胃，腹内冷痛；壮阳，暖腰膝。杀酒毒。

《珍》云：去胃中之寒。

《本草》云：主温脾胃，止霍乱拥胀，风毒诸肿，牙齿疳䘌。能发诸香。能疗反胃，肾气奔豚气，阴痛，壮阳，暖腰膝，消痃癖，除冷劳。

《液》云：与五味子、广茂同用，亦治奔豚之气，能泄肺，能补胃，大能疗肾。

丹溪云：属火而有金，补泻能走。夫人口居上而地气出焉，肺行清令，与脾①气相和，惟有润而甘芳自适，焉有所谓口气病者乎？口有气而已自嫌之，以其脾有郁火，溢入肺中，失其清和甘美之意，而浊气上于此，所谓为口气病也。若以丁香含之，扬汤止沸尔。惟以香薷煮汁饮之，其效甚捷。

时珍曰：治小儿吐泻，痘疮灰白。大者名母丁香。同姜汁涂白须孔中，即生黑者。《抱朴子》云：凡目病，以母丁香、黄连、乳汁煎，注之，皆愈。此得辛散苦降养阴之妙。陈承言不可点眼，不知此理也。

按：丁香理元气而驱寒开胃。虚人呕哕，非此不能除。第气血盛者禁服，恐其助火僭上耳。

雷公云：丁香有雌雄，颗大为雌，颗小为雄，大如枣核。方中多使雌者，膏煎中用雄者。

檀　香

陈藏器云：檀香出海南。蜜白色者佳。

气温，味辛，热，无毒。

入手太阴经、足少阴经，通行阳明经药。

《本草》云：主心腹痛，霍乱，中恶鬼气，杀虫。又云：治肾气诸痛，腹痛，消热肿。

东垣云：能调气而清香，引芳香之物，上行至极高之分。最宜橙、橘之属，佐以姜、枣，将以葛根、豆蔻、缩砂、益智，通行阳明之经，在胸膈之上，处咽嗌之中，同为理气之药。

《珍》云：主心腹霍乱中恶，引胃气上升进食。

---

① 脾：原作"肺"。据《本草发挥》"丁香"条改。

苏合香

味甘，温，无毒。

《本草》云：主辟恶，杀鬼精物，温疟，蛊毒，痫痓，去三虫，除邪，令人无梦魇。久服通神明，轻身延年。生中台川谷。

禹锡云：按《梁书》云中天竺国出苏合香，是诸香汁煎之，非自然一物也。

沉　香

《通典》云：海南林邑国秦象郡林邑县出沉香，置水中则沉，故名曰沉香。不沉者曰栈香。

气微温，阳也。

《本草》云：治风水、毒肿，去恶气，能调中壮阳，暖腰膝，破癥癖，冷风麻痹，骨节不任，湿风皮肤痒，心腹痛，气痢，止转筋吐泻。

东垣云：能养诸气，上而至天，下而至泉。用为使，最相宜。

《珍》云：补右命门。

按：《元戎》谓强忍房事，致胞转不通，非沉香不治。盖以性沉下达，故下部多功。温中而不助火，但多伪者，须焚而辨之。

龙　脑

陶弘景云：生西波律国，是波律树中脂也。

味甘辛，微温，无毒。

东垣云：龙脑入肾，治骨病。

丹溪云：龙脑属火。世知其寒而通利，然未达其暖而轻浮飞扬。《局方》但喜其香而贵细，故动辄与麝香同用，而为桂、附之佐。殊不知人身之阳易于动，阴易于亏，幸试思之。

明净，状若梅花瓣者佳。瓷罐盛贮，务加灯草，或合糯米炭，不耗散气味。

主治内外障眼，镇心秘精。《别录》云：妇人难产，取龙脑末少许，新汲水服。

世人多用番硝混搀，但番硝质重色苍，如炒①细，不可不择。

墨

丹溪云：墨属金而有火与水，入药甚助补性。

《本草》云：味辛，无毒。止血，治产后血晕。

《千金方》：治物落眼中不出，好墨清水研，点入即出。

止血果捷，因黑胜红。鼻衄吐血，磨，滴入。血晕崩中，醋磨服。

槟　榔

陶隐居云：出交州，形小而味甘。广州以南者，形大而味涩。

气温，味辛甘。味厚气轻，阴中阳也。纯阳。无毒。

《象》云：治后重如神。性如铁石之沉重，能坠诸药至于下极。杵细用。

---

① 炒：疑为"砂"字之误。

《心》云：苦以破滞，辛以散邪，专破滞气下行。

《珍》云：破滞气，泄胸中至高之气。

《本草》云：主消谷逐水，除痰癖，下三虫，去伏尸，疗寸白虫。

《图经》云：岭南人啖之，以当果实。得扶留藤与瓦屋子灰同咀嚼之，则柔滑甘美。今不复细分，但取鸡心状，存坐正稳，心不虚破，锦纹者为佳。

栀　子

《图经》云：栀子生岭南川①谷，今南方及西蜀有之。二、三月生白花，花皆六出，甚芬香。九月采实，曝干。

气寒，味微苦。味苦，性大寒。味薄，阴中阳也。无毒。

入手太阴经。

《象》云：治心烦懊侬而不得眠，心神颠倒欲绝，血滞小便不利。杵细用。

《心》云：去心中客热，除烦躁，与豉同用。

《珍》云：止渴，去心懊侬烦躁。

《本草》云：主五内邪气，胃中热气，面赤，酒疱齄鼻，白癞，赤癞，疮疡。疗目热赤痛，胸、心、大小肠大热，心中烦闷，胃中热气。仲景用栀子治烦，胸为至高之分也，故易老云轻浮而象肺也，色赤而象火，故能泄肺中之火。《本草》不言吐，仲景用此为吐药。栀子本非吐药，为邪气在上，拒而不下，故令上吐，邪因得以出。经曰：其高者，因而用之②。此之

---

① 川：原作"州"，据《证类本草》"栀子"条改。

② 因而用之：疑误。《素问·阴阳应象大论》作"因而越之"。

谓也。或用栀子利小便，实非利小便，清肺也。肺气清而化，膀胱为津液之腑，小便得此，气化而出也。《本经》谓治大小肠热，辛与庚合，又与丙合，又能泄戊，其先入中州故也。入手太阴。栀子豉汤治烦躁。烦者，气也；躁者，血也。气主肺，血主肾。故用栀子以治肺烦，用香豉以治肾躁。躁者，懊憹不得眠也。少气虚满者加甘草，若呕哕者加生姜、橘皮。下后腹满而烦，栀子厚朴枳实汤。下后身热微烦，栀子甘草干姜汤。栀子大而长者染色，不堪入药。皮薄而圆，七棱至九棱者，名山栀子，所谓越桃者是也。

《衍义》云：仲景治伤寒发汗吐下后，虚烦不得眠，若剧者，必反复颠倒，心中懊憹，以栀子豉汤。治虚烦，故不用大黄，以有寒毒故也。栀子虽寒无毒，治胃中热气。既亡血，亡津液，脏腑无润养，内生虚热，非此不可除。又治心经留热，小便赤涩，去皮山栀子、火煨大黄、连翘、甘草（炙），等分末之，水煎三钱匕，服之无不效。

仲景《伤寒论》及古今诸名医治发黄，皆用栀子、茵陈、香豉、甘草四物，等分，作汤饮之。又治大病起，劳复，皆用栀子、鼠矢等汤，并利小便而愈。其方极多，不可悉载。用仁去心胸中热，用皮去肌表热。

《兵部手集》：治头痛不可忍，多是风痰所致，栀子末和蜜，浓敷舌上，得吐即愈。

黄　柏

《本草》云：生汉中山谷及永昌。恶干漆。

气寒，味苦。苦厚，微辛，阴中之阳，降也。无毒。

足太阳经引经药，足少阴经之剂。

《象》云：治肾水膀胱不足，诸痿厥，脚膝无力，于黄芪汤中少加用之，使两膝中气力涌出，痿即去矣。蜜炒此一味，为细末，治口疮如神。瘫痪必用之药。

《本草》云：主五脏、肠胃中结热，黄疸，肠痔。止泄痢，女子漏下赤白，阴伤蚀疮。疗惊气在皮间，肌肤热赤起，目热赤痛，口疮，久服通神。

《主治秘诀》云：性寒，味苦，气味俱厚，沉而降，阴也。其用有六：泻膀胱龙火，一也；利小便热结，二也；除下焦湿肿，三也；治痢疾先见血，四也；去脐下痛，五也；补肾气不足，壮骨髓，六也。二制则治上焦，单制则治中焦，不制则治下焦也。既能泄泻膀胱火，亦能利窍。小便黄，用柏皮，涩者加泽泻。

东垣云：黄柏，味辛苦。苦厚，辛微，阴中之阳，降也。太阳经引经之药，泻膀胱经火，补本经及肾不足。苦寒安蛔，补下焦虚，坚①肾，经曰苦以坚之。凡痿厥、除湿药中，不可缺也。

海藏云：足少阴之剂。肾苦燥，故肾停湿也。栀子、黄芩入肺，黄连入心，黄柏入肾，燥湿所归，各随其类也。活人解毒汤，上下内外通治之。

丹溪云：柏皮属金而有水与火，走手厥阴经，而有泻火补阴之功。舌颊疮多生于郁，用之以配细辛，治口疮有奇效。

丹溪曰：黄柏走至阴，有泻火之功，非阴火不可用也。

按：气为阳，血为阴。阳火炽，则阴血涸。黄柏苦寒，故治阴虚火动。然必少壮气盛者相宜。若中气虚而多火者，

---

① 坚：原作"肾"，据《汤液本草》"黄柏"条改。

久服则有寒中之变。叶氏《医家统旨》有四物汤加黄柏、知母，久服伤胃、不能生阴之戒。近世皆恣用之，往往难救。岂不闻苦者直行而泄，既大虚矣，可再泄乎？胡不反而思之？

桑白皮

气寒，味甘、酸。甘而辛，甘厚，辛薄。无毒。

入手太阴经。

《象》云：主伤中，五劳羸瘦，补虚益气，除肺气，止唾血热渴，消水肿，利水道。

《心》云：甘以固元气，辛以泻肺气之有余。

《本草》云：治伤中，五劳六极羸瘦，崩中脉绝，补虚益气，去肺中水气，唾血热渴，水肿腹满胪胀，利水道，去寸白。可缝金疮。出土上者杀人。续断、麻子、桂心为之使，忌铁、铅。

桑寄生，经曰：腰痛，痈肿，坚发齿，安胎。隐居曰：崩中内伤，产后余疾，下乳，金疮。《大明》曰：助筋，益血脉。

按： 桑皮入肺，长于利水，实则泻子也。东垣谓性不纯良，不宜多用。肺虚而小便利者尤忌。丹溪谓：寄生乃近海，地暖不蚕，无采捋①之苦。气厚意浓，自然生出，何尝节间可容他子耶？真者有神验，假者能杀人。

《唐本》注云：桑椹味甘，无毒。取二十枚，和胡桃脂研如泥，拔去白发，点孔中，即生黑者。

---

① 捋：原作"埒"。据《本草纲目》"桑上寄生"条改。《说文解字》："捋，取易也。"

陈藏器云：桑椹，利五脏关节，通血气，久服不饥。多收曝干，捣末，蜜和为丸，每日服六十丸，变白不老。

梓白皮

气寒，味苦，无毒。

《本草》云：主热，去三虫，治目中疾。生河内山谷，今近道皆有之。木似梧桐。

《博物志》云：止吐逆反胃。

紫葳 即凌霄花

气微寒，味酸，无毒。

《本草》云：主妇人产乳余疾，崩中，癥瘕血闭，寒热羸瘦，养胎。茎叶味苦无毒，主痿蹶，益气。

日华子云：根治热风身痒，游风风疹，治瘀血带下。花、叶功用同。又云：凌霄花，治酒齇热毒风刺，妇人血膈游风，崩中带下。

丹溪云：凌霄花，治血痛之要药也，且补阴甚捷，盖有守而能独行。妇人方中宜用。

诃黎勒

《图经》云：今岭南广州最盛。似栀子，青黄色。

气温，味苦。苦而酸，性平。味厚，阴也，降也。苦重，酸轻。无毒。

《象》云：主腹胀满，不下饮食，消痰下气，通利津液，破胸膈结气，治久痢赤白，肠风。去核，捣细用。

《心》云：经①曰，肺苦气上逆，急食苦以泄之，以酸补之。苦重泻气，酸轻不能补肺，故嗽药中不用。俗名诃子、随风子。

《本草》云：主冷气，心腹满，下食。仲景治气痢，以诃黎勒十枚，面裹，煻灰火中煨之，令面黄熟，去核，细研为末，和粥饮，顿服。

《衍义》云：气虚人亦宜。缓缓②煨熟，少服。此物能泄肠而又泄气，盖其味苦涩故尔。其子未熟时，风飘堕者，谓之随风子。

气虚及暴嗽、初泻痢者，不可轻用，收涩故也。

杜 仲

陶隐居云：杜仲出豫州上虞县者佳。

味辛、甘，平、温，无毒。阳也，降也。

《本草》云：主腰膝痛，补中益精气，坚筋骨，强志，除阴下湿痒，小便余沥，脚中酸疼，不欲践地。久服轻身耐老。恶蛇脱皮、玄参。

日华子云：暖，治肾劳，腰脊挛。入药炙用。

好古云：润肝燥，补风虚。

按：古方只用杜仲滋肾，好古始言肝经药，然入肝补肾，子能令母实也。

---

① 经：原作"气"。据《本草发挥》"诃黎勒"条改。
② 缓：原作"绥"。据《证类本草》"诃梨勒"条改。

枳 壳

《本草》云：生商州川[①]谷。用当去瓤麸炒。

气寒，味苦。苦而酸，微寒。味薄气厚，阳也，阴中微阳，无毒。

《本草》云：主风痒麻痹，通利关节，劳气咳逆，背膊闷倦，散留结胸膈痰滞，逐水消胀满，大肠风，安胃，止风痛。

《药性论》云：枳壳，使。味苦辛。治遍身风疹，肌中如麻豆，恶痒。壳，高，主皮毛胸膈之病；实，低，主心胃之病。其主治大同小异。

《秘诀》云：性寒味苦，气厚味薄，浮升而微降，阴中阳也。其用有四：破心下坚痞，一；利胸中气，二；化痰，三；消食，四。然不可多用，多则损胸中至高之气。

东垣云：气血弱者，不可服枳壳，以其损气也。

《杜壬方》载：湖阳公主苦难产，方士进瘦胎饮，用枳壳四两，甘草二两，为末，每服一钱，自五月后，一日一服。寇宗奭曰：胎壮则子有力易生，服枳壳反致无力，所谓易产，大不然也。

时珍曰：里急后重，用陈枳壳末三钱，茶调服。

枳 实

气寒，味苦、酸、咸。纯阴，无毒。

《象》云：除寒热，破结实，消痰癖，治心下痞，逆气胁痛。麸炒用。

---

① 川：原脱。据《证类本草》"枳壳"条改。

《心》云：洁古用去脾经积血，故能去心下痞。脾无积血，则心下不痞。治心下痞，散气消宿食。苦寒，炙用，破水积，以泄里除气。

洁古云：去胃气湿热。

《主治秘诀》云：气味升降，与枳壳同。其用有五：主心下痞，一；化胸胁痰，二；消宿食，三；散败血，四；破坚积，五。凡治心下痞及宿食不消，并用枳实、黄连。

丹溪云：枳实泻痰，能冲墙倒壁，滑窍泻气之药。

《本草》云：主大风在皮肤中，如麻豆，苦痒。除寒热结，止麻，长肌肉，利五脏，益气轻身。除胸胁痰癖，逐停水，破结实，消胀满，心下急，痞痛，逆气，胁风痛。安胃气，止溏泄，明目。生河内川泽，商州者佳。益气则佐之以人参、干姜、白术，破气则佐之以大黄、牵牛、芒硝，此《本经》所以言益气，而复言消痞也。非白术不能去湿，非枳实不能除痞。壳主高而实，主下。高者主气，下者主血，主气者在胸膈，主血者在心腹。仲景治心下坚，大如盘，水饮所作，枳实白术汤主之。枳实七枚，术三两，水一斗，煎取三升，分三服，腹中软即消。

《衍义》云：枳壳、枳实，一物也。小则性酷而速，大则性详而缓。故仲景治伤寒仓卒之病，承气汤中用枳实，此其意也。皆取其疏通决泄破结实之义。他方但导败风壅之气，可常服者，故用枳壳。故胸中痞，有桔梗枳壳汤；心下痞，有枳实白术汤。高低之分，易老详定为的也。

按：枳壳、枳实，总是破气之功。枳壳性缓治高，枳实性急治下。亦犹陈皮治上、青皮治下之义也。然枳实能定痰喘，不独治下；枳壳能通大肠，不独治上。要之，飞门至魄门，皆肺主之，三焦相通，一气而已。

郁李仁

《图经》云：郁李仁，《本经》不载所出州土，但云生高山川谷及丘陵上，今处处有之。核随子熟，六月采根并实，取核中仁用。

味苦辛。阴中之阳。辛、苦，阴也。

《珍》云：破血润燥。

《本草》云：郁李根，主齿龈[1]肿，龋齿，坚齿，去白虫。

东垣云：郁李仁，味酸、平，阴中之阳，主大腹水肿，面目四肢浮肿，治大便气结燥，涩滞不通。七圣丸中用之，专治气燥。

巴　豆

陶隐居云：出巴郡，似大豆，最能泻人。新者佳。用之去心皮，以麻油同酒熬，令黄黑色，捣如膏，入丸散。

气温，味辛。生温，热寒。有大毒。

《本草》云：主伤寒，温疟寒热，破癥瘕结聚坚积，留饮痰癖，大腹水胀。荡涤五脏六腑，开通闭塞，利水谷道。去恶肉，除鬼毒蛊疰邪物，杀虫鱼，疗女子月闭，烂胎。金疮脓血，不利丈夫，阴癞。杀斑猫毒，健脾开胃。

易老云：斩关夺门之将，大宜详细，不可轻用。

雷公云：得火则良。若急治，为水谷道路之剂。去皮心膜油，生用；若缓治，为消坚磨积之剂，炒烟去，令紫黑，研用，可以通肠，可以止泄，世所不知也。仲景治百病客忤，备急

---

① 龈：原作"断"。据《证类本草》"郁李仁"条改。

圆①主之。巴豆、杏仁例，及加减寒热佐使，五色并余例，并见《元戎》。

《珍》云：去胃中寒热。

《经验方》云：治箭镞入骨不可拔，取巴豆微熟，与蜣螂同研，涂伤处。须臾痛定，微痒，忍之。待极痒，即拔之，立出矣。

芫　花

《图经》云：生淮源川谷，今在处有之。春生叶，小而尖，似杨柳枝叶。二月开紫花，颇似紫荆而作穗。三月三日采，阴干。

气温，味辛苦，有小毒。

《本草》云：主咳逆上气，喉鸣喘急，咽肿短气，蛊毒鬼疟，痈肿疝瘕。杀虫鱼，消胸中痰水，喜去声唾，水肿，五水在五脏皮肤及腰痛。下寒毒、肉毒。久服令人虚。仲景治太阳中风，胁下痛、呕逆者可攻，十枣汤主之。

《液》云：胡洽治痰癖、饮癖，加以大黄、甘草，五物同煎，以相反主之，欲其大吐也。治之大略，水者，肺、肾、胃三经所主，有五脏六腑十二经之部分。上而头，中而四肢，下而腰脐，外而皮毛，中而肌肉，内而筋骨。脉有尺寸之殊、浮沉之异，不可轻泻。当知病在何经何脏，误用则害深，然大意泄湿。内云五物者，即甘遂、大戟、芫花、大黄、甘草也。

醋煮数沸，漉出，清水浸一宿，复晒收用，可免其毒。

---

① 圆：本作"丸"，避宋钦宗赵桓讳。

苏 木

雷公云：出南海交州。凡使去粗皮并节。若中心纹横如紫角者，号曰木中尊色，其效倍常百等。

气平，味甘咸。甘而酸辛，性平。甘胜于酸辛，阳中之阴也。无毒。

《本草》云：主破血，产后血胀闷欲死者。排脓止痛，消痈肿瘀血，妇人月水不调，及血晕口噤。

《心》云：性平，甘胜于酸辛。去风，与防风同用。

《珍》云：破死血。

川楝子

气寒，味苦，平。有小毒。

《本草》云：治伤寒大热烦躁，杀三虫疥疡，利小便。杵细用。

洁古云：楝实入心经，止下部腹痛。又云：味酸苦，阴中之阳。心暴痛者，非此不能除。

雷公云：凡采得，曝干，酒拌令湿，蒸皮软，剥去其皮，取肉留核。其核捶碎，用浆水煮一伏时。核、肉不并用。

樗木皮

丹溪云：臭椿根皮，性凉而能涩血。

日华子云：樗皮，温，无毒。主疳痢，地榆同疗，止泻，缩小便，治肠风。入药蜜炙用。

无花而不实、气香者，为椿；有花而荚、气臭者，为樗。

金樱子

《图经》云：江西、剑南、岭外者为胜。金樱膏，以竹夹子摘取，于大木臼中杵去刺，皮为两片，去其子，以水淘洗过，捣烂，入大砂锅，以水熬。不绝火熬，约水耗半，取出澄滤过，熬似稀饧，每服一匙。

味酸涩，性平，无毒。

入肝经。去刺及核，刷毛净。

《蜀本》曰：脾泄下痢，止便涩精。慎微曰：止遗泄，取其涩也。红熟时，味甘不涩，全失本性。当取半黄者用。宗奭曰：霜熟时采，不尔令人利。丹溪曰：经络隧道，以通畅为和平。昧者取其涩性，煎膏食之，自不作靖，咎将谁执？

按：金樱子，无故而服，以取快欲，则不可。若精不固者用之，何咎之有？

沈存中云：金樱子止遗精，取其温且涩。世之用者，待红熟，取汁熬膏，大误也。红熟则却失本性，今取半黄时采用。

乌　药

《图经》云：今出台州、衡州。似茶椇，白而软，形如连珠者佳。

气温，味辛，无毒。

入足阳明经、少阴经。

《本草》云：主中恶心腹痛，蛊毒疰忤鬼气，宿食不消，天行疫瘴，膀胱、肾间冷气攻冲背膂。妇人血气，小儿腹中诸虫。又云去猫涎极妙。乌药叶及根，嫩时采作茶片，炙碾^①，煎服，能补中益气，偏止小便滑数。

干　漆

《本草》云：生汉中川谷。崔豹《古今注》曰：干漆乃漆桶中自然干者，状如蜂房孔。

气温，平，味辛。有毒。

《本草》云：主绝伤，补中，续筋骨，填髓脑，安五脏，治五缓六急，风寒湿痹。疗咳嗽，消瘀血、痞结、腰痛，女子疝瘕。利小肠，去蛔虫。生漆去长虫。半夏为之使，畏鸡子，忌油、醋。

《简要方》治九种心痛，用干漆一两，炒，烟净，细研，醋煮，面糊为丸，如梧桐子大。每服五丸至七丸，热酒送下。

凡用须捣碎、炒烟尽，不尔损人肠胃。

皂　荚

《本草》云：生雍州川谷，今处处有之。肥大者佳，牙皂最下。

气温，味辛咸，有小毒。引入厥阴经药。

《本草》云：主风痹，死肌邪气，风头泪出，利九窍，疗腹胀满，消谷，除咳嗽。治囊缩，妇人胞不落。明目益精。可为末药，不入汤。

日华子云：通关节，除头风，消痰，杀劳虫，治骨蒸，开胃，破坚瘕，腹中痛，能堕胎。柏实为之使。恶麦门冬，畏空

---

① 碾：原作“娠”。据《汤液本草》“乌药”条改。

青、人参、苦参。

仲景治咳逆上气、唾浊，但坐不得卧，皂荚丸主之。杵末，一物蜜丸桐子大，用枣汤服一丸，日三夜一。

《活人书》治阴毒，正阳散内用皂荚，引入厥阴也。用之有蜜炙、酥炙、烧灰之异，等分依方①。

竹 叶

气平，味辛。又苦、大寒。辛、平，无毒。

《本草》云：主咳逆上气，溢筋，急恶疡，杀小虫，除烦热，风痓，喉痹，呕吐。仲景竹叶汤，用淡竹叶。

《心》云：除烦热，缓皮而益气。

《珍》云：阴中微阳，凉心经。

竹 茹

气微寒，味苦。

《本草》云：主哕呕，温气寒热，吐血崩中，溢筋。

淡竹叶

气寒，味辛，平。

《本草》云：主胸中痰热，咳逆上气。

《药性论》云：淡竹叶，主吐血，热毒风，压丹石药毒，止渴。

日华子云：淡竹及根，消痰，止热狂烦闷，中风失音不语，壮热头痛、头风，并怀孕妇人头旋倒地，止惊悸，温疫迷闷，

---

① 方：原作"分"，据《汤液本草》"皂荚"条改。

小儿惊痫天吊。茎、叶同用。见《局方本草》。

竹 沥

丹溪云：竹沥，《本草》言大寒。泛观其意，以与石膏、黄芩、黄连等同类。而诸方治胎前产后诸病，及金疮口噤，与血虚自汗、消渴尿多，皆是阴虚之病，无不用之。产后不碍[①]虚，胎前不损子。夫何世俗因大寒二字，弃而不用，缩手待尽，岂不哀哉？《内经》云阴虚则发热，夫寒而能补，正与病对。薯蓣寒而能补，世或用之。惟竹沥因大寒而置疑，是犹因盗嫂受金，而弃陈平之国士也。殊不知竹沥味甘性缓，能降阴虚之有大热者，大寒言其功也，非以气言也。幸相与评其可否。若曰不然，世人食笋，自幼至老，何无一人因笋之寒而病？沥即笋之液也，况假于火而成者，何寒如此之甚？又云：竹沥滑痰，非佐以姜汁，不行经络。痰在四肢，非竹沥不开；痰在皮里膜外，非竹沥、姜汁不可除；痰在膈间，使人癫狂，宜用竹沥。风痰亦宜用。其功又能养血。

荆 沥

味苦，气温，无毒。

虚痰用竹沥，实痰用荆沥。二味开经络，行血气，俱用姜汁助送。

《唐本》注云：此即作棰杖者，俗名黄荆是也。按：《汉书·郊祀志》以牡荆茎为幡竿。今所在皆有之。

陈藏器云：荆木取茎截，于火上烧，以物取而饮之。去心

---

① 碍：原作"得"。据《本草备要》"竹沥"条改。

闷烦热，头旋目眩，卒暴失音，小儿惊痫，除消渴，痰唾。

茗苦茶 <small>早采为茶，晚采为茗</small>

气微寒，味苦甘，无毒。

入手足厥阴经。

主发散，降火，清头目，除痰热，下逆气，消宿食，利小便，令人少睡。然去人脂，暗中损人不少。空心尤宜忌之。惟饮食后，浓茶漱口，即去烦腻，且苦能坚齿、消蛊，不妨。治阴证汤药内用此，去格拒之寒，及治伏阳，大意相似。茶苦，经云苦以泄之，其体下行，如何是清头目？

郭璞云：早采为茶，晚采者为茗。其名有五：一曰茶，二曰槚，三曰蔎，四曰茗，五曰荈。今不分说矣。十年茶用头醋煎服，治心痛不可忍者。

秦 皮

《图经》云：生庐江川谷。二月、八月采皮，阴干。其皮有白点而不粗错，俗为自㮽木。不开花实。取皮渍①水碧色，书纸看之青色，此为真也。其木大都似檀，叶如匙头许，大而不光②。

气寒，味苦，无毒。

《液》云：主热利下重，下焦虚。经云以苦坚之，故用白头翁、黄柏、秦皮，苦之剂也。治风寒湿痹，目中青翳白膜，

---

① 渍：原作"清"。据《证类本草》"秦皮"条改。
② 叶如匙头许大而不光：原作"叶如匙头，虚火而不光"。据《证类本草》"秦皮"条改。

男子少精，妇人带下，小儿惊痫。宜作汤洗目。俗呼为白�
木 ①。取皮渍水，浸出青蓝色。与紫草同用，以增光晕尤佳。大
戟为之使。恶吴茱萸。

松　节

丹溪云：松属阳金。用其节炒焦，治筋骨间病，能燥血中
之湿。松花多食，能发上焦热病。

日华子云：松节无毒。治脚软，骨节风痛。

《药性论》云：松脂味甘平，杀虫用之，主耳聋，牙有虫
孔。少许用之不落，虫自死。能贴诸疮，煎膏生肌止痛，抽风
除湿。

枫香脂

丹溪云：枫香属金而有水与火，性疏通，故木易有虫穴。
其液名白胶香，为外科家要药。近世不知，误以为枫脂之明莹
者，甚失《本经》之意。

《本草》云：味辛苦，平，无毒。

《尔雅疏》云：枫木厚叶柔枝，善摇，一名摄摄，言天风
则鸣摄摄也。

梧桐泪

日华子云：出肃州，状如黄矾，得水便消，似硝石也。冬
月采之。今西番亦有商人货之者。

---

① 白桪木：《证类本草》"秦皮"条引《图经》作"自桪木"，未详孰是，
俟考。

味咸，气寒，无毒。

《珍》云：瘰疬非此不能除。

《本草》云：味咸苦，大寒，无毒。主大毒热，心腹烦满，水和服之取吐。又主牛马急黄、黑汗，水研三二两灌之，立瘥。

日华子云：治风虫牙齿痛，杀火毒并面毒。

海藏云：主风疳䘌，齿牙疼痛，骨槽风劳，能软一切物。多服令人吐。又为金银焊药。

杉　材

陶隐居云：杉材微温，无毒。出南郡，深山中多有之。削作片，煮以洗涤疮，妙。

丹溪云：杉材属阳金而有火，用节作汤浸洗，以治脚气肿痛。言用屑者，非也。

五倍子

丹溪云：五倍子属金与水，噙口中，善收顽痰有功，且解诸热毒。

《本草》云：味苦酸，平，无毒。疗齿宣疳䘌，肺脏风毒流溢皮肤，作风湿癣疮，瘙痒脓水，五痔下血不止，小儿面鼻疳疮。一名文蛤。在处有之。

卷之三　谷　部

粟　米

《本草》云：粟米，味咸，微寒，无毒。主养肾气，去胃脾中热。陈者味苦。

陶隐居云：江东所种，其粒细于粱米。三五年者为汤，解烦闷。

丹溪云：粟属水与土，陈者硬而难化，惟得浆水则易化。陈廪米，即多年仓廪中香黄者，主开胃气，除烦渴，止泻。

《千金方》云：粟米治反胃、食即呕吐者，以米作粉，和水丸如梧桐子大，淡醋汤吞下十一丸即好。

糯　米

味甘，气温，无毒。

主温中益气，止反胃，坚大便。

杵头糠，治卒噎。

粳　米

气微寒，味甘苦。甘平，无毒。

入手太阴经、少阴经。

《液》云：主益气，止烦、止渴、止泄。与熟鸡头相合，作粥食之，可以益精强志，耳目聪明。本草诸家共言益脾胃，如何白虎汤用之入肺？以其阳明为胃之经，色为西方之白，故入肺也。然治阳明之经，即在胃也。色白，味甘寒，入手太阴。又，少阴证桃花汤用此，甘以补正气；竹叶石膏汤用此，甘以益不足。

《衍义》云：平和五脏，补益胃气，其功莫逮。然稍生则复不益脾，过熟则佳。

孟诜云：陈仓米曰廪，作干饭食之，止痢。

日华子云：补中，壮筋骨，厚肠胃。

赤小豆

《图经》云：赤小豆，今江淮多种。

气温，味辛甘酸，阴中之阳。无毒。

《本草》云：主下水，排脓，寒热，热中，消渴，止泄，利小便，吐逆，卒澼，下胀满。又治水肿，通健脾胃。久食则虚人，令人黑瘦枯燥。

赤小豆花，能治宿酒渴病。即腐婢也，花有腐气，故以名之。与葛花末服方寸匕，饮酒不知醉。气味平辛。

大豆黄卷

气平，味甘，无毒。

主湿痹筋挛，膝痛。是以生豆为蘖，待其芽出，便曝干用。方书名黄卷[①]皮。产妇药中用之，性平。

《食疗》云：黄卷长五分者，破妇人恶血良。

---

① 卷：原作"芩"，据上下文义及《本草纲目》"大豆黄卷"条改。

黑大豆

气平，味甘。

《本草》云：涂痈肿。煮汁饮，杀鬼毒，止痛。解乌头毒，除胃中热痹。伤中淋露，逐水胀，下瘀血。久服令人身重。炒令黑，烟未断，热投酒中。治风痹瘫痪，口噤，产后诸风。恶五参、龙胆。得前胡、乌喙、杏仁、牡蛎良。

豆腐食多，萝卜能消。

日华子云：调中下气，通关脉，制金石药毒。治牛马温毒。

大麦蘖

气温，味甘咸，无毒。

丹溪云：麦蘖行上焦之滞血，腹中鸣者用之。

《象》云：补脾胃虚，宽肠胃，先杵细，炒黄，取面用。

《本草》云：能消化宿食，破癥结冷气，去心腹胀满，开胃，止霍乱，除烦去痰，治产后秘结，鼓胀不通。

小　麦

气微寒，味甘，无毒。

《本草》云：除热，止燥渴咽干，利小便，养肝气，止漏血、唾血。青蒿散有小麦百粒，治大人小儿骨蒸肌热，妇人劳热。

丹溪云：面热而麸凉。

《圣惠方》：治烦热，少睡多渴，用小麦作饮汤食之。

白面，益气力，厚肠胃，易生湿热，萝卜汁解。

日华子云：麦蘖，温中下气，开胃，止霍乱，除烦消痰，能催生落胎。

神　曲

气温，味甘。

入足阳明经。

《象》云：消食，治脾胃食不化，须于[①]脾胃药中少加之，微炒黄用。

《珍》云：益胃气。

六月六日造，名神曲者，诸神集会此日故也。

《本草》云：疗脏腑中风气，调中下气，开胃，消宿食。主霍乱，心膈气，痰逆。除烦，破癥结，及补虚，去冷气，除肠胃中塞，不下食。令人好颜色。落胎，下鬼胎。又能治小儿腹坚大如盘，胸中满。胎动不安，或腰痛抢心，下血不止。火炒以助天五之气[②]。入足阳明。

按：神曲消食，胜于麦芽。第须修造如法，炒用为善。五月五日，面五斤，象白虎；苍耳叶汁一碗，象勾陈；野蓼汁一碗，象腾蛇；青蒿汁一碗，象青龙；杏仁五两及北方河水，象玄武；赤小豆煮熟去皮四两，象朱雀。一如造曲法。署黄，悬风处，经年用。

《伤寒类要》云：伤寒饮食劳复，以曲一两，煮水饮之。

香　豉

陶隐居云：出襄阳、钱塘者香美。

气寒味苦，阴也，无毒。

---

① 于：原作"臾"。据《汤液本草》"神曲"条改。

② 天五之气：《尚书大传·五行传》："天五生土，地十成之。"故土气又称"天五之气"。

入肺经。

《珍》云：去心中懊憹烦躁。

《本草》云：主伤寒头痛寒热。伤寒初觉头痛内热，脉洪，起一二日，便作此加减葱豉汤：葱白一虎口，豉一升，绵裹。以水三升，煎取一升，顿服取汗。若不汗，加葛根三两，水五升，煮二升，分二服。又不汗，加麻黄三两，去节。

按：豉能升能散。得葱则发汗，得盐则能吐，得酒则治风，得薤则治痢，得蒜则止血，炒熟又能止汗，亦麻黄根节之义也。须如法自造为胜。大黑豆，择黑而小者，不拘多少，煮烂捞起，乘热铺在无风处，四围上下用黄荆叶紧护之。数日，取开，豆上生黄衣已遍，取出晒一日，次日温水洗过。或用紫苏叶切碎和之，烈日曝十分干，瓷器收贮，密封听用。主伤寒，时疫瘴气，恶毒寒热，躁烦满闷，及发汗解表药宜用之。

日华子云：主治中药毒气，疟疾骨蒸。

白扁豆

味甘，性微温，无毒。

入脾经。

隐居曰：和中下气。

时珍曰：止泄痢，消暑气，暖脾胃，除湿热，止消渴。

按：扁豆甘温，与太阴相宜，故能通理三焦，化清降浊。须入药为佐使则佳。单食、多食，反能滞气。陶云下气，似不可解。解一切草木毒、酒毒、河豚毒。

日华子云：平。补五脏。叶敷蛇虫咬。

大麻子

味甘，性平，无毒。

成聊摄云：《内经》曰，脾欲缓，急食甘以缓之。麻子、杏仁之甘，缓脾而润燥。

海藏云：入足太阴经、手阳明经。汗多、胃热、便难，三者皆因燥热而亡津液，故曰脾约。约者，约束之义。经云燥者润之，故仲景以麻子仁润足太阴之燥及通肠也。

《衍义》云：海东来者最胜。大如莲实，出毛罗岛。

日华子云：主补虚劳，逐一切风，去皮肤顽痹，下乳，止消渴。催生，治横逆产。

麻根：煮服，通石淋，逐损折瘀血。

畏牡蛎、白薇，恶白茯苓。

酒

气大热，味苦甘辛。有毒。

《本草》云：主行药势，杀百邪恶毒气。能行诸经不止，与附子相同。味辛者能散，味苦者能下，味甘者居中而缓也。为导引，可以通行一身之表，至极高之分。若味淡者，则利小便而速下。大海或凝，惟酒不冰。三人晨行，遇大寒，一人食粥者病，一人腹空者死，一人饮酒者安。则知其大热也。

海藏云：古人惟以麦造曲酿黍，已①为辛热有毒，严戒如此。况今之酤者，加以乌头、巴豆、姜、桂之类大毒大热之药，以增其气味，益加辛热之余烈，岂不伤冲和、损精神、涸荣卫、

---

① 已：通"以"。

竭天癸、夭人寿耶？

丹溪云：《本草》止言其热而有毒，不言其湿热。湿中发热，近于相火，大醉后振寒战栗者可见矣。又云：酒性喜升，气必随之。痰郁于上，尿涩于下。肺受贼邪，金体大燥。恣饮寒凉，其热内郁。肺气得热，必大伤耗。其始也病浅，或呕吐，或自汗，或疮疥，或鼻衄，或自泄，或心脾痛，尚可散而出也。其久也病深，或为消渴，为内疽，为肺痿，为内痔，为鼓胀，为失明，为哮喘，为劳嗽，为癫痫，为难名之病。倘非具眼[1]，未易处治，可不谨乎！

陈藏器云：诸酒有毒。酒浆照人无影者不可饮。酒不可合乳饮之，令人气结。酒忌诸甜物。

日华子云：糟，治扑损瘀血，浸洗冻疮。

苦　酒一名醋，一名醯

气温，味酸，无毒。

《液》云：敛咽疮，主消痈肿，散水气，杀邪毒。

丹溪云：醋酸浆甘，以之调和诸药，尽可适口。若和鱼肉，其致疾以渐，人所不知。酸，收也；甘，滞也。人能远之，亦却疾之一端也。

陈藏器云：醋，治产后血晕，除坚积，破癥结，多食损筋骨。

清头目而上行，散诸邪而发表。

---

[1]　具眼：指有识别事物的眼力，或指有眼力的人。

饴即胶饴

海藏云：即湿伤糖也。

气温，味甘，无毒。

入足太阴经。

成聊摄云：《内经》云，脾欲缓，急食甘以缓之。胶饴、大枣之甘，以缓中也。

《液》云：补虚乏，止渴，去血。以其色紫，凝如深琥珀色，谓之胶饴。色白而枯者，非胶饴，即饴糖也，不入药用。中满不宜用。呕家切忌。为足太阴经药。仲景谓呕家不可用建中汤，以甘故也。

丹溪云：饴属土，成之于火，大发湿中之热。《衍义》云其动脾风，是言其末而遗其本也。

日华子云：胶饴益气力，消痰止嗽，并润五脏。

卷之四　菜　部

荆芥穗

《本草》云：一名姜芥。生汉中川泽。

气温，味辛苦。入肝经。恶驴肉、河豚。

《本草》云：辟邪毒，利血脉，通宣五脏不足气，能发汗，除劳渴。杵，和醋封毒肿。去枝梗，手搓碎，用治产后血晕如神。动渴疾，多食熏五脏神，破结气。

经曰：鼠瘘、瘰疬，破结聚，下瘀血，除湿痹①。

甄权曰：口眼㖞斜，瘰痹，心虚，忘事，辟邪气。

士良曰：伤寒头痛，头旋目眩，手足筋急。

《大明》曰：消食醒酒。

苏颂曰：疥疮，妇人血风。

孟诜曰：产后中风。

好古曰：搜肝气。

时珍曰：散风热，清头目，利咽喉，消疮肿，治项强，疗诸血。

按：荆芥治风，贾相国称为再生丹，许学士谓有神圣功，戴院使命为产后要药，萧存敬呼为一捻金，陈无择隐其名为举轻古拜散。夫岂无故而得此隆誉哉？虽然，用之者亦必审其理。今人但遇风症，辄用荆、防，此流气散之相沿耳。不知风在皮里膜外者，荆芥主之，非若防风之入人骨肉也。

烧灰，止便血如神。

---

① 痹：原作"疽"。据《证类本草》"假苏"条改。

薄 荷 又名鸡苏、龙脑

叶小如金钱者佳。

气温，味辛苦，辛凉。无毒。

入手太阴经、厥阴经。

《象》云：能发汗，通骨节，解劳乏。与薤相宜。新病瘥人勿多食，令虚，汗出不止。去枝梗，搓碎用。

《心》云：上行之药。

产苏州者良。

《唐本》曰：伤寒发汗，恶气胀满，宿食。

甄权曰：通利关节，破血，止痢。

《大明》曰：中风失音，吐痰。

苏颂曰：头脑风，小儿风涎。

洁古曰：去高巅风热。

东垣曰：清头目，除风热。

时珍曰：利咽喉，口齿，瘰疬，疥疹，猫咬，蜂螫，蛇伤。

按：薄荷清轻而浮，能引诸药入荣卫以疏结滞之气。多服使人心气不足。

《经验方》：治耳痛，用龙脑薄荷汁点入耳中。

干 姜

陶隐居云：干姜出临海、章安两三村。可晒干。

气热，味大辛。辛，大热。味薄气厚，阳中之阳也。辛温。无毒。

《象》云：治沉寒痼冷，肾中无阳，脉气欲绝。黑附子为引，用水煎二物，名姜附汤。亦治中焦有寒。水洗，慢火炮。

《心》云：发散寒邪。如多用则耗散元气。辛以散之，是壮火食气故也。须以生甘草缓之。

《本草》云：主胸满，咳逆上气，温中止血，出汗，逐风湿痹，肠澼下痢，寒冷腹痛，中恶霍乱胀满，风邪诸毒，皮肤间结气，止唾血。生者尤良。主胸满，温脾燥胃，所以理中，其实主气而泄脾。

易老云：干姜能补下焦，去寒，故四逆汤用之。干姜本味辛，及见火候，稍苦，故止而不移，所以能治里寒。非若附子行而不止也。理中汤用此者，以其四顺也。

或云：干姜味辛热，人言补脾，今言泄而不言补者，何也？东垣谓泄之一字，非泄脾之正气也，是泄脾中寒湿之邪，故以姜辛热之剂燥之，故曰泄脾也。

《主治秘诀》云：性热味辛，气味俱厚，半浮半沉，可升可降，阳中阴也。其用有四：通心气、助阳，一也；去脏腑沉寒，二也；发散诸经之寒气，三也；治感寒腹痛，四也。又云辛温纯阳。

东垣曰：生则逐寒邪而发表，炮则除胃冷而守中。多用散气，须生甘草缓之。

好古曰：寒痞，目久赤。或言辛热。

丹溪曰：血虚发热、产后大热者用之。止吐血、痢血，须炒黑用。

时珍曰：能引血药入血，气药入气，去恶养新，有阳生阴长之意，故血虚吐衄下血者用之，乃热因热用，从治之法也。

丹溪云：治血虚发热，须以补阴药同用，入肺中利肺气，入肾中燥下湿，入气分引血药以生血。

按：保昇曰久服目暗；《太清外术》曰孕妇勿食干姜，令胎内消。此皆为平人言耳。若涉虚寒，此为要药。

《外台秘要》云：治寒疟，用干姜、高良姜等分，为末，每服一钱，水二钟，煎八分服。

炒黑存性，治产后血虚发热，吐衄下血，用之引血归经。

生姜

陶隐居云：生姜荆州出，九月采。

气温，味辛。辛而甘，微温。气味俱轻，阳也。

《象》云：主伤寒头痛鼻塞，咳逆上气，止呕吐，治痰嗽，生与干同治。与半夏等分，治心下急痛，铡细用。

成聊摄云：姜枣味辛甘，固能发散，而又不特专于发散之用。以脾主为胃行其津液，姜枣之用，专行脾之津液而和荣卫者也。

洁古云：生姜性温，味辛甘，气味俱厚，浮而升，阳也。其用有四：制厚朴、半夏毒，一；发散风邪，二；温中去湿，三；益脾胃药之佐，四。

东垣云：生姜为呕家之圣药。辛以散之，呕为气不散也，此物能行阳而散气。又云：生姜消痰下气，益脾胃，散风寒，主伤寒头痛鼻塞，通四肢关节，开五脏六腑。又云：生姜与大枣同用，调和脾胃；辛温，与芍药同用，温经散寒。

海藏云：孙真人言生姜为呕家圣药，或问，东垣曰生姜辛温入肺，如何是开胃口？俗指心下为胃口者，非也。咽门之下，受有形之物，系胃之系，便为胃口，与肺同处，故入肺而开胃口也。又问曰：人言夜间勿食生姜，食则令人闭气，何也？曰：生姜辛温，主开发，夜则气本收敛，反食生姜开发其气，则违天道，是以不宜食。此以平人论之可也，若有病则不然也。姜屑比之干姜不热，比之生姜不润，以干生姜代干姜者，以其不僭也。

《珍》曰：生用发散，熟用和中。

按：生姜，辛入肺，肺气畅，一身之气皆为吾使，中焦之元气定，而脾胃出纳之令行，邪气不能容矣。凡中风、中暑、中气、中毒、中恶、中酒、食厥、痰厥、尸厥、冷厥、霍乱、昏晕，一切卒暴之病，得之立救。且开郁回阳，鬼魅不敢近。

《本草》云：秦椒为之使。杀半夏、莨菪①毒。恶黄芩、黄连、天鼠粪。

紫　苏 双面紫者佳

味辛，性温，无毒。

入肺经。忌鲤鱼。

隐居曰：下气，除寒。

《大明》曰：胀满，霍乱转筋，开胃，止脚气，通大小肠。

甄权曰：杀鱼肉毒。

宗奭曰：今人朝暮食紫苏，所谓芳草致豪贵之疾者，此也。脾胃寒人多致滑泄。

汪机曰：久服泄真气。

时珍曰：发表宽中，消痰利肺，和血止痛，定喘，安胎。

《大明》曰：苏子主痰嗽喘急，止吐下气，利二便，破癥结。

---

① 莨菪：原作"岩"。据《证类本草》"生姜"条改。

按：紫苏发散宜叶，行气宜梗，微有辨别，不得混。

《金匮方》：治食蟹中毒，紫苏煮汁饮之。

解热郁之口臭。

白芥子

《图经》云：芥子生河东。微炒碾碎，能通利五脏。

味辛，性温，无毒。

入肺经。

隐居曰：发汗，冷痰上气，尸气，暴风毒肿。

丹溪曰：痰在皮里膜外，非白芥子不能达。

时珍曰：辛能入肺，温能发散，故有利气豁痰，温中开胃之功。

按：白芥子大辛大散，中病即已。久用散真气，令人眩晕损目。

久疟蒸成癖块，须此敷。除痓气、射工，亦堪研敷。

茄 子

《本草》云：茄子味甘气寒，多食损人，动气发疮及痼疾。

丹溪云：茄属土，故甘而喜降，火腑易动者忌之。实之裂者，烧灰以治乳裂。蒂木烧灰，以治口疮。皆甘缓火之意。

《图经》曰：茄根治筋急拘挛疼痛，可洗冻脚疮。

干茄根，饭上蒸过，治诸毒气风温在骨节中，不能屈伸。

葱 白

气温，味辛，无毒。

入手太阴经、足阳明经。

《液》云：以通上下之阳也。

《活人书》：伤寒头痛如破，连须葱白汤主之。

《心》云：通阳气。辛而甘，气厚味薄，阳也。发散风邪。

《本草》云：葱实，主明目，补中不足。其茎白，平，可作汤，主伤寒寒热，出汗，中风，面目肿，伤寒骨肉痛，喉痹不通，安胎，归目，除肝邪气，安中，利五脏，益目精，杀百药毒。葱根，主伤寒头痛。葱汁，平温，主尿血，解藜芦毒。管，吹盐入玉茎内，治小便不通。茎叶，捣烂，烙热，敷打扑损伤，冷即再易。

孟诜云：多食发气，上冲人五脏。开骨节，出汗。

日华子云：葱杀一切鱼肉毒。不可以同蜜食。

慰心腹急痛。功专发散，多食昏神。

蒜

味辛，气温。有小毒。

主消谷化肉，破冷气，辟瘟疫瘴气及蛊毒、蛇虫诸毒，中暑，霍乱腹痛。久食伤肝损目，令人面无颜色。

丹溪云：大蒜属火，性热喜散，善化肉，故食肉者喜用之。多在暑月，其伤气之祸，积久自见；化肉之功，不足言也。有志于养生者宜自思之。

治疟方：用蒜于五月五日，不拘多少，研极烂，和黄丹少许，以聚为度，丸如鸡头子大，每服一丸，新汲水面东服，至妙。

韭白

气温，味辛、微酸，无毒。

《本草》云：归心。安五脏，除胃中热，利病人。可久食。

子，主梦泄精，尿白。根，养发，阴物变为阳。

丹溪云：韭属金而有水与土。其性急，研取真汁，冷饮，细细呷之，以下膈中瘀血甚效。

子，止精滑、尿白。烧烟吸，齿去虫①。

《衍义》云：韭春食则香，夏食则臭。多食则昏神。不可与蜜同食。

《食医心镜》云：正月节食五辛，以辟厉气。蒜、葱、韭、薤、姜是也。

薤　白_{薤本作韰，音械}

气温，味苦辛。无毒。

入手阳明经。

《本草》云：主金疮疮败，轻身不饥，耐老。除寒热，去水气，温中散结，利病人。诸疮中风寒水肿，以此涂之。下重者，气滞也。四逆散加此，以泄气滞。

《心》云：治泄痢下重，下焦气滞，泄滞气。

日华子云：薤能止久痢冷泻。不可与牛肉同食，令人生癥瘕病。

莱　菔

萧炳云：莱菔，今谓萝卜是也。宽中，利五脏恶气。制面毒。不可与地黄同食。

《衍义》云：散气用生姜，下气用莱菔。

---

① 齿去虫：文义不完，据《本草纲目》"韭"条"（韭子）烟熏虫牙"，疑此前脱"熏"字。

丹溪云：莱菔根，属土而有金与水。《本草》言：煮食之，大下气。往往见煮食之多者，停膈间，成溢饮病。以其甘多而辛少也。其子有推墙倒壁之功。

萝卜子

味甘辛，气温，无毒。

主下气消谷，去痰嗽，解面毒。水研服，吐风痰。醋研涂，消肿毒。根、叶同功。多食渗人血。

孙真人云：即昔谓莱菔子是也。久服耗荣卫，令人发早白。

瓜 蒂

气寒，味苦，有毒。

《本草》云：治大水，身面四肢浮肿，下水，杀蛊毒。咳逆上气，及食诸果，病在胸腹中者，皆吐下之。去鼻中息肉，疗黄疸，鼻中出黄水，除偏头痛有神。头目有湿宜此。瓜蒂苦，以治胸中寒，与白虎同例，俱见知母条下。与麝香、细辛同为使。治久不闻香臭，仲景钤方：瓜蒂一十四个，丁香一个，黍米四十九粒，为末，含水搐一字，取下。

丹溪云：瓜蒂，俗呼为苦丁香。性急，损胃气。吐药不为不多，胃弱者勿用。设有当吐之证，以它药代之可也。病后、产后，尤宜深戒之。仲景有云：诸亡血虚家，不可与瓜蒂。

《衍义》云：瓜蒂，即甜瓜蒂也。不拘多少，为细末，每用二钱，腻粉一钱，和匀，量疾虚实，或以一钱、二钱，新汲水调灌之，吐中风、缠喉风，痰涎吐出即愈。

冬 瓜

味甘，微寒。

丹溪云：冬瓜性急而走。久病与阴虚者忌之。《衍义》以其分散痈疽毒气，有从于走而性急也。

《千金方》云：小儿渴，捣冬瓜汁饮之。

夏月生痱，可摩。食鱼中毒，可解。

苋

《本草》云：味甘，大寒，无毒。

孟诜云：补气，除热。其子明目。九月霜后采之。

《本草》云：利大小便，然性寒滑故也。又其节叶间有水银。

丹溪云：《本草》分六种，而马苋在其数。然马苋自是一种，余苋皆人所种者。下血①而又入血分，且善走。红苋与马齿苋同服，下胎妙，临产时煮食之，易产。

陈藏器云：忌与鳖同食。以鳖锉细，和苋放于近水湿地处，则变小鳖，可信验矣。

---

① 血：原作"温"，据《本草衍义补遗》"苋"条改。

卷之五　果　部

大　枣

气温，味甘。气厚，阳也。无毒。

聊摄云：甘者，脾之味也。大枣之甘，益土而胜水。

东垣云：甘以补脾经不足，温以缓阴血。又云：和阴阳，调荣卫，生津液。

《液》云：主养脾气，补津液，强志。三年陈者核中仁，主腹痛恶气，卒疰忤，治心悬。经云：助十二经脉，治心腹邪气，和百药，通九窍，补不足气。生者多食，令人腹胀注泄。蒸熟食，补肠胃，肥中益气。中满者勿食甘，甘者令人中满。故大建中汤心下痞者减饴、枣，与甘草同例。

日华子云：枣不宜合生葱食。

生　枣

味甘辛。

多食令人多寒热，羸瘦者不可食。叶覆麻黄，能令出汗。生河东平泽。杀乌头毒。

陈　皮

气温，味微苦。辛而苦，味厚，阴也。无毒。

《象》云：能益气，加青皮减半，去滞气，推陈致新。若补脾胃，不去白；若理胸中滞气，须去白。

《心》云：导胸中滞气，除客气。有白术则补脾胃，无白术则泻脾胃。然勿多用也。

《珍》云：益气利肺。有甘草则补肺，无甘草则泻肺。

《本草》云：主胸中痰热逆气，利水谷。下气，止呕咳。除膀胱留热停水，五淋，利小便。主脾不能消谷，气冲胸中，吐逆霍乱。止泻，去寸白虫。能除痰，解酒毒。

海藏治酒毒，葛根陈皮茯苓甘草生姜汤。手太阴气逆，上而不下，宜以此顺之。白檀为之使。其芳香之气，清奇之味，可以夺橙也。

日华子云：皮，止嗽，破癥瘕痃癖，解饮酒人口气。

同竹茹，治呃逆因热；同干姜，治呃逆因寒。

青 皮

气温，味辛。苦而辛，性寒，气厚，阴也。

入手少阳经。

《象》云：主气滞，消食，破积结膈气，去穰。

《心》云：足厥阴经引经药也。有滞气则破滞气，无滞气则损真气。

《主治秘诀》云：性寒味苦，气味俱厚，沉而降，阴也。其用有五：足厥阴、少阳之分有病则用之，一也；破坚癖，二也；散滞气，三也；去下焦湿，四也；治左肾有积气，五也。破滞、削坚积，皆治在下者，效。引药至厥阴之分，下食入太阴之仓。

海藏云：青皮如橘皮一种。青皮，小而未成熟者。成熟而大者，橘也。因色红，故名红皮。以藏日久者佳，故名陈皮。如枳实、枳壳一种，实则小而青色，未花未穰；壳大而黄紫色，已穰。故壳高而治胸膈，实低而治心下，与陈皮治高、青皮治低同意。

洁古曰：破坚癖，走下焦，治肝气。

丹溪曰：怒气郁积，小腹痛，炒黑则入血也。

按：青皮猛锐，不宜多用久用。最能发汗，人罕知之。橘皮采时色已红熟，如人至老成，则烈性渐减。收藏又复陈久，则多历梅夏，而燥气全消。温中而不燥，行气而不峻，中州胜剂也。

禹锡云：青皮醋炒，消积定痛。气短者全禁。

芡　实

《本草》云：味甘，无毒。益精强志，令耳目聪明。

丹溪云：芡属土而有水，经云补中，日华子云言补胃。《衍义》乃言不益脾胃，恐是当时有食之过量而为病者，遂直书之，未之思尔。

干　柿

《本草》云：味甘寒，无毒。主通鼻耳气，肠澼不足。

丹溪云：柿属金而有土，阴也，有收敛之义。止血、止嗽，亦可为助。

《图经》云：凡食柿，不可与蟹同，令人腹痛大泻。

柿蒂疗呃逆。柿霜治劳嗽。

荔枝子

《本草》云：味甘，无毒。止渴，益人颜色。

丹溪云：荔枝子，属土而有金与木。多食发热，《衍义》谓

仁寿堂药镜

七六

发虚热，盖小试尔。其核属金，性燥热。又云：荔枝肉，属阳，主散无形质之滞气，故消瘤赘赤肿者用之。知之苟不明，则错用之而不应。

《衍义》云：核，慢火中烧存性，为末，酒调一枚末服，治心痛及小肠气。

安石榴

《图经》云：子味甘酸，其酸者能止痢。

丹溪云：石榴味酸，病人须戒之，以其性涩滞而汁恋膈成痰。盖榴者，留也。

《药性论》云：石榴皮，味酸涩，无毒，能治筋骨风腰脚重。入乌须方用。

花千瓣，研吹鼻中，即止衄血。金疮未愈，和陈石灰捣敷。

梨

《本草》云：梨，味甘、微酸，寒。出宣城。

丹溪云：梨，渴者宜之。梨者，利也，流利下行之谓也。《食疗》谓产妇金疮人忌之，盖血虚也戒之！

孟诜云：梨除客热，止心烦。

解酒病，止火嗽，消痰。

橄　榄

《本草》云：味甘酸，气温，无毒。开胃，下气，止泻。

丹溪云：味涩而生甘。醉饱后宜之。然其性热，多食能致上壅。解鱼毒。

喉中鱼鲠，用此汁咽。

胡　桃

《本草》云：胡桃味甘，性平，无毒。食之令人肥健，润肌黑发。

丹溪云：胡桃属土而有火，性热。《本草》言甘平，是无热也。脱人眉，动风也，非热大肠肺也[①]。

乳　糖 即蜂蜜

《衍义》云：乳糖，川浙最佳，其味厚，其他次之，本出西戎。味甘寒，无毒。治心腹热胀。

丹溪云：石蜜，甘喜入脾，其多之害，必生于脾。而西北人得之有益，东南人得之未有不病者，亦气之厚薄不同耳。虽然，东南地下多湿，宜乎其得之为害也；西北地高多燥，宜乎其得之为益也。又云：糖多食能生胃中之火，此损齿之[②]因也，非土制水，乃湿土生火热也。食枣多者，齿病龋，亦此意也。

桃　仁

气温，味苦甘，性平。苦重于甘，阴中阳也。无毒。

入手足厥阴经。

《象》云：治大便血结、血秘、血燥，通润大便。七宣丸中专治血结，破血。以汤浸去皮尖，研如泥用。

《心》云：苦以泄滞血，甘以生新血。故凝血须用。又去血中之热。

---

①　非热大肠肺也：疑误。《本草衍义补遗》"胡桃"条作"非热何伤肺乎"，义胜。

②　齿之：原脱。据《本草衍义补遗》"乳糖"条补。

《本草》云：主瘀血血闭，癥瘕邪气。杀小虫，止咳逆上气，消心下坚。除卒暴击血，通月水，止痛。

《衍义》云：老人虚秘，与柏子仁、大麻仁、松子仁等分，同研，熔白蜡和丸如桐子大，以少黄丹汤下。仲景治中焦蓄血用。

《典术》曰：桃者，五木之精也。今之作桃符着门上，厌邪气，此仙木也。

花味苦。阴干，杀劳疰，除水肿、石淋，利大小二便。

治疟，用桃仁一百枚去皮尖，于五月五日午时，细研成膏，入黄丹三钱，丸如梧桐子大，每服三丸，当发日，面北用温酒吞下。如不饮酒，井花水服。

杏 仁

气温，味甘苦，冷利。有小毒。

入手太阴经。

《象》云：除肺燥，治风燥在胸膈间。麸炒，去皮尖用。

《心》云：散结润燥，散肺之风及热，是以风热嗽者用之。

《本草》云：主咳逆上气雷鸣，喉痹，下气，产乳金疮，寒心奔豚，惊痫，心下烦热，风气往来，时行头痛，解肌，消心下急，杀狗毒，破气。

王朝奉治伤寒气上喘冲逆者，麻黄汤内加杏仁、陈皮。若气不喘冲逆者，减杏仁、陈皮。知其能泻肺也。

东垣云：杏仁下喘，用治气也；桃仁疗狂，用治血也。桃、杏仁俱治大便秘，当以气血分之。昼则难便，行阳气也；夜则难便，行阴血也。大肠虽属庚为白肠，以昼夜言之，气血不可不分也。年虚人大便燥秘，不可过泄者，脉浮在气，杏仁、陈皮；脉沉在血，桃仁、陈皮。所以俱用陈皮者，以其手阳明病，与手太阴俱为表里也。贲门上主往来，魄门下主收闭，故王氏言肺与大肠为通道也。

《本草》云：杏仁去皮尖，得火良。恶黄芩、黄芪、葛根，解锡毒。

《本草》云：杏仁有两仁者杀人，可以毒狗。

多服使人血溢，或至委顿，或泻，或脐中出物。

乌 梅

气平，味酸。酸温，阳也。无毒。

《象》云：主下气，除热烦满，安心调中，治痢，止渴。以盐为白梅，亦入除痰药，去核用。

《心》云：收肺气。

《本草》云：主肢体痛，偏枯不仁，死肌。去青黑痣，恶疾。止下痢，好唾，口干。去骨间热。

又方：治一切恶疮肉出，以乌梅烧为灰，杵末敷上，恶肉立尽。仲景治吐蛔下痢，乌梅丸。

孟诜云：乌梅多食损齿。

陈藏器云：去痰，治疟疾。

木 瓜

隐居云：木瓜，山阴兰亭尤多。

气温，味酸。

入手足太阴经。

《本草》云：治脚气湿痹邪气，霍乱大吐下，转筋不止。益肺而去湿，和胃而滋脾。

《衍义》云：木瓜得木之正，故入筋。以铅白霜涂之，则失酸味，受金制也。此物入肝，故益筋与血。病腰肾脚膝无力，此物不可缺也。

东垣云：气脱则能收，气滞则能和。

雷公云：调荣卫、助谷气是也。霍乱转筋时，但呼其名，及书土作木瓜字，皆愈。

叔微曰：有患项强筋急，午后发，黄昏时定，先从足起少阴之筋，自足至项。筋者，肝之合。日中至黄昏，阳中之阴，肺也。自离至兑，阴旺阳弱。《灵宝秘法》云：离至乾，肾气绝，肝气弱。肝肾二脏受邪，故发于此时。用木瓜去瓤，没药二两，乳香二钱半，入瓜内缚定，饭上蒸烂，研成膏，每用三钱，入生地黄汁半盏，无灰酒二盏，暖化温服。

好古曰：去湿和胃，滋脾益肺。

按：孟诜谓多食木瓜损齿及骨，伐肝之验也。《埤雅》云：梨百损一益，楸百益一损。《诗》曰"投我以木瓜"，取其益也。楸，木瓜别名。

日华子云：木瓜止吐泻，治奔豚及水肿脚气。

榧

《衍义》云：榧实，生永昌。大如橄榄，壳色紫褐而脆。其中子有一重粗黑衣。其仁黄白色，嚼久渐甘美，过食多则滑肠。

实属土与金，非火不可啖①，多啖则热矣。肺家果也，引火

---

① 啖：原脱。据《本草蒙筌》"榧"条补，与下文合。

入肺，则大肠受伤。识者宜详。其子治寸白虫。

又，五痔人常如果食之，愈，过多则滑肠。

樱　桃

味甘，微热，有小毒。

《图经》云：洛中南都者最胜。其色深红者谓之朱樱，正黄明者谓之蜡樱。

《本草》云：多食令人吐，鼻出血。

属火而有土，性大热而发湿。《本草》调中益脾，日华子云令人吐，《衍义》发明其热能致小儿之病。旧有热病与嗽喘，得之立病，且有死者矣。司马相如赋云山朱樱，即樱桃也。又，《礼记》谓之含桃，可荐宗庙。又，王维诗云：才是寝园春荐后，非干御苑鸟衔残。

甘李根白皮

《时习》云：根皮大寒。主消渴，止心烦，气逆奔豚。

《药性论》云：李根皮治脚下气。李核仁主踒折骨疼，女子小腹肿满，利小肠水道。

枇杷叶

《衍义》云：枇杷叶，南北二川皆有之。以其形如枇杷，故名之。润五脏，疗妇人产后口干。

味苦，气平，无毒。刷去毛，蜜炙用，不尔射入肺。主卒呕哕不止，不欲食。下逆气，治肺热久嗽，止渴疾。

实味甘酸，滋润五脏，少食止吐、止渴，多食发热、发痰。

龙眼肉

味甘，气平，无毒。肥白而绿者佳。去核用，主安神养血，补中归脾，益智强魂，令人不忘。

《本草》云：主五脏邪气，久服强魂聪明。今出闽、广。

山　楂

隐居云：山楂生蜀川。俗名山里红。

味甘酸，气微温，无毒。色红肉厚者佳。去核用。主健胃消食，行结气滞血，除食积痰，催疮疹，益小儿。又，妇人产后儿枕痛，浓煎汁，入砂糖服立效。

按：山楂，酸胜腐，故专消油腻腥膻，与谷食不相干也。脾虚者服之，反伐生发之气。小儿乳滞不化，尤为要药，然不可过与。

东垣云：山楂子，治诸痢疾，胸腹胀痞。

莲　藕

味甘，性平，无毒。入脾经。忌铁。

隐居曰：止渴散血，令心欢。

藏器曰：止怒，解酒。

诜曰：节，能止血。

莲子，经曰：补中养神。《大明》曰：安心，止痢，腰痛，泄精。嘉谟曰：安靖上下君相火邪。时珍曰：交心肾，厚肠胃，利耳目，除寒湿，赤白浊，崩带。

莲须，味涩。清心固肾，悦颜止血。

叶蒂，主助脾涩精，安胎，治雷头风。

按：莲产于淤泥而不染，节节含藏，生生不息。根、须、花、果、叶、节、皮、心，品品皆为良药，盖神物也。禀清芳之气，得稼穑之味，为脾之果。脾者，黄宫，所以交媾水火，会合木金者也。土为元气之母，母气既和，津液相成，神乃自生。叶蒂治雷头风者，以形如仰盂，其象为震，属木化风，盖有微理。非神而明之者，难与道也。

《衍义》云：藕实就蓬中干者，宁心志，强精神。

孙真人云：莲子不去心食，令人成霍乱。

《梅师方》：治产后余血不尽，奔上冲心闷痛，以生藕汁二升饮之。

蓬中干黑者名石莲子，服之清心，黑发，开散胃中之热，止噤口痢。

藕节，同生地汁，治口鼻来红，入童便搅服，消瘀血尤宜。

荷叶汁，和健脾丸内，引生少阳经清气。

莲花蕊，入秘真丸药，固精，止梦泄灵丹。

卷之六 禽 部

鸡

味甘，气微温。有五色者，黑鸡白首者，六指者，鸡死足不伸者，并不可食。主补虚羸最要，故食治方多用之。

本属巽，巽为风，助肝邪。有风人不宜食。又属土而有金与木火。性补，能助湿中之火。骨热者不可食，病邪得之为有助也。

白毛、舌黑、乌骨者入药。鸡属木，而骨反黑，巽变坎也。受水木之精气，故肝肾血分之病宜之。男用雌，女用雄。妇人方科中有乌鸡丸，治妇人百病。煮鸡至烂，和药，或并骨研用之。

丹溪云：风之为病，西北气寒，为风所中，诚有之矣。东南气温而地多湿，有风病者，非风也，皆因湿生痰、痰生热、热生风也。经曰：亢则害，承乃制。河间云：土极似木。数千年得经意者，河间一人尔！《衍义》云鸡动风者，习俗所移也。鸡属土而有金与木火，性补，故助湿中之火病。邪得之为有助，而病反剧。非鸡而已，凡有血气，与夫鱼肉之类，皆助病邪者也。

鸡子黄

气温，味甘。

成聊摄云：阴不足者，以甘补之，鸡子黄、阿胶之甘以补血。

海藏云：阴不足者，补之以血。若咽有疮，以鸡子一枚，去黄留白，用苦酒倾壳中，以半夏入苦酒中，取壳置刀环上，安火上熬微沸，去滓，旋旋呷之。煮熟，去白取黄五六枚，用乱发一团，铁铫中煮熬甚干，少顷发焦，乃有液出。旋取至碗中，以液尽为度。疗小儿惊热。又取涂孩子热疮，以苦参末糁之。

冠血，去乳难。疗白癜风、诸疮。又缢死心下温者，刺血滴口中。百虫入耳，滴之即出。

肠，主遗尿，小便数、不禁。

屎白，下气消积，利大小便，治蛊胀。

鸡子清，主烦渴，敛疮口，妇人难产，胎衣不下。又，涂眼，止目热赤痛。

鸭

味甘，冷。利小便，用青头雄鸭；治虚劳热，乌骨白鸭。

主补虚，除热，和脏腑。

头，疗病水浮肿。

白鸭屎，杀石药毒，散蓄热，解结缚，疗热毒痢，为末水调服。

野者名凫，主补中益气，平胃消食，治水肿，除热毒风，杀十二种虫。身上有诸小热疮，年久不愈，但多食即瘥。

萧炳云：白鸭多食，令人发冷气。不可同鳖食。

卵寒，去热于心胸，多食渐软其脚膝。

雀

《本草》云：雀，即小麻雀也。肉甘，无毒。

大温，无毒。壮阳益精，暖腰膝。冬月者良。妊娠忌食。

卵主下气，男子阳痿不起，强之令热，多精有子。

脑主耳聋，涂冻疮立愈。头血主雀盲鸡蒙。

雄雀屎名白丁香，两头尖者是。五月取研如粉，煎甘草汤浸一宿，干用，疗目热赤痛。生胬肉、赤白膜，初胎男乳和点即消。涂痈疽立溃。

卷之七 兽 部

龙 骨 五色俱者佳

气平，微寒，味甘，阳也。无毒。入心、肝、肾三经。

《本草》云：主心腹鬼疰，精物老魅。咳逆，泄痢脓血；女子漏下，癥瘕坚结；小儿热气惊痫。疗心腹烦满，四肢痿枯，汗出，夜卧自惊。恚怒伏^①气在心下，不得喘息。肠痈内疽，阴蚀。止汗，缩小便，尿血。养精神，定魂魄，安五脏。

成无己云：龙骨、牡蛎、铅丹，皆收敛神气以镇惊。凡用，烧通赤为粉。畏石膏。

《珍》云：固大肠脱。

按：龙骨，涩可去脱，故能收敛浮气，固肠镇惊。水飞，每斤用黑豆一斗蒸过，否则着人肠胃，晚年作热。夫龙者，东方之神，故骨与齿多主肝病。许叔微曰：肝藏魂，能变化，故魂游不定者，治之以龙齿。

或云有雌、雄骨，纹细而广者为雌，纹粗而狭者为雄。

《药性论》云：龙骨忌鱼。有小毒。

龙角，却惊退热，治小儿痰盛发搐。

虎 骨

味辛，微热，无毒。入肾经。畏干漆、蜀椒、磁石。

陶隐居曰：邪气鬼疰，惊悸，恶疮鼠瘘。甄权曰：筋骨毒

---

① 伏：原作"在"。据《汤液本草》"龙骨"条改。

风挛急，走注疼痛，尸疰。

时珍曰：健骨，止痢。

按：风从虎，风木也，虎金也，木受金制，焉得不从？故主风病。虎之强悍，皆赖于胫，所以治脚胫无力。然中药箭者，有毒损人，不可不辨，微黑者是也。

崔元亮云：虎骨去髓，以酥涂透，炙令极黄。

诜云：睛能治疟病，辟小儿惊悸。

须，去齿疼。

犀角

气寒，味苦酸咸，微寒。无毒。

《象》云：治伤寒温疫头痛，安心神，止烦乱，明目镇惊，治中风失音，小儿麸豆，风热惊痫，镑用。

《本草》云：主百毒蛊疰，邪鬼瘴气。杀钩吻、鸩羽、蛇毒。除邪，不迷惑，魇寐。疗伤寒温疫，头痛寒热，诸毒气。能治一切疮肿，破血。

《液》云：升麻代犀角，说并见升麻条下。易老疗蓄血，分三部：上焦蓄血，犀角地黄汤；中焦蓄血，桃仁承气汤；下焦蓄血，抵当汤、丸。丸，但缓于汤耳。三法的当，后之用者，无以复加。入心、胃二经。松脂、升麻为使。恶雷丸、藋菌、乌头、乌喙。忌盐。锯碎，以纸裹怀中，乘热捣之，应手如粉。

丹溪云：犀角属阳，性走散，比诸角为甚。痘疮后用此，以散余毒，俗以为常。若无余毒而血虚者，或已燥热发散者，而误用之，祸立至。人所不知也。

按：犀食百草之毒，故角能解百毒。然大寒之性，胃受之必伤，人尤所禁也。

陈藏器云：通天犀角上有一白缕，直上至端，则能通神。可破水、骇鸡。置犀于米中，鸡不敢啄。置水中，水开。此为真也。

造器者弗效，采新者方灵。鹿取茸，犀取尖，以力之精锐在是。

羚羊角

《本草》云：羚角，出华阴山谷及西域。

味咸，性寒，无毒。入肺、肝、胃三经。

经曰：明目，辟鬼。

隐居曰：惊梦狂越，伤寒时气，热在肌肤。

孟诜曰：热毒痢血，疝气肿毒。

甄权曰：产后恶血冲心，小儿惊痫。

时珍曰：平肝，舒筋，定风，安魂，散血，下气。

按：羚羊角性寒，能透骨髓，寒为肃杀之气，宁无损人？中病即止，勿得过用。

藏器云：羚羊角有神。夜宿以角挂树，不着地，但取角弯中深锐有挂痕者即是。耳边听之，有声鸣者良。

麝　香

《图经》云：麝出益州、雍州。佐香开九窍。忌大蒜。

气温，味辛，无毒。

《本草》云：主辟恶气，杀鬼精物，疗温疟，蛊毒痫痓，去三尸虫。疗诸凶邪鬼气，中恶心腹暴痛，胀急痞满，风毒。妇人产难，堕胎。

东垣云：麝香入脾，治肉病。

穿山甲

禹锡云：穿山甲生深山谷中，今房、均等州皆有之。

味咸，气微寒，有毒。土炒黄脆用。

主邪疟，通经下乳，及痔漏、恶疮、痛肿。又酒浆调服，能发痘。

日华子云：穿山甲治小儿惊邪，妇人鬼魅悲泣。

牛　黄

陶隐居云：牛有黄，出入鸣吼。令饥渴之，置水一盆，俟吐黄喝迫，即堕落水中。此为生黄，最佳。近出莱州、贵州。

气平，味苦，有小毒。体轻，微香。磨甲色透。置舌上，先苦后甘，清凉透心者真。

《本草》云：主惊痫寒热，热盛狂痓，逐鬼除邪；疗小儿百病，诸痫热，口噤不开，大人癫狂。又堕胎。久服令人不忘。又云：磨指甲上黄者为真。又云：定魂魄。人参为使，得牡丹、菖蒲，利耳目。恶龙骨、龙胆、地黄，畏牛膝。

东垣曰：牛黄入肝。凡中风入脏者必用，以入骨透髓引风自出。若中腑及血脉者，用之引邪入髓，如油入面，莫能出也。

牛肉安中气，养脾胃。倒仓法：用肥嫩黄牛肉二十斤，去筋膜，长流水煮烂，去滓，滤取净汁，再熬如琥珀色。病者先断欲食淡，前一日不食晚饭，入密室，明快而不通风，取汁饮之。寒月重汤温之。病在上者，欲吐多，则急饮之；病在下者，欲利多，则缓饮之；病在上中下者，欲吐利俱多，则时缓时急。渴则自饮小便，饥则先与粥汤，次与淡稀粥。三日后，方与菜羹糜粥，调养一月，沉疴悉去。后忌牛肉十年。

按：丹溪序曰，牛，坤土也；黄，土色也。以顺德配乾健者，牡之用也。肉者，胃之药也。液者，无形之物也。故由肠胃而透肌肤，毛窍无不入也。积聚久而成形，回薄曲折，可以丸散犯乎？此则踵其曲折，如洪水泛涨，陈朽顺流而下。其法得之西域异人，借补为泻，因泻为补，大有再造之功，真奇法也。

乳，养血而补虚赢。乳饼，利十二经脉，通大小便难。

鹿　茸

味甘咸，性温，无毒。入肾经。杜仲为使。畏大黄。

经曰：漏下恶血，惊痫，益气强志，生齿。

隐居曰：虚劳腰脊痛，便数，泄精，尿血。安胎，杀鬼。

时珍曰：生精补髓，养血益阳，强筋健骨。鹿角主治相同，功力差缓。

按：鹿性淫而不衰，其角不两月，长大至一二十斤，生长神奇，无过于此。盖其性热，生生不已。气化浓密，故补肾之功，莫能与京。

《图经》云：茸形如小紫茄者为上，如马鞍形者有力。

《本草》云：鹿肾，平。主补肾气，壮元阳。

勿嗅气，恐茸中有小白虫入鼻。制法：燎毛，破开，酥油炙黄褐色。

鹿角胶

味咸，气温，无毒。主血虚，生精有子。

鹿茸主治相同，功力尤捷。

阿 胶

气微温，味甘辛，无毒。甘辛，平，味薄气厚，升也，阳也。

入手太阴经，足少阴经、厥阴经。蛤粉炒成珠用。

《象》云：主心腹痛内崩，补虚安胎，坚筋骨，和血脉，益气止痢。炮用。

《心》云：补肺金气不足，除不足，甘温补血。出东阿，得火良。

《本草》云：主心腹内崩，劳极洒洒如疟状，腰腹痛，四肢酸痛，女子下血，安胎；丈夫小腹痛，虚劳羸瘦。阴气不足，脚酸不能久立；养肝气，益肺气。肺虚极损，咳嗽唾脓血，非阿胶不补。仲景猪苓汤，用阿胶，滑以利水道。《活人书》四物汤加减例，妊娠下血者，加阿胶。

按：阿胶用黑驴皮造成，黑属水，专走肾，能制火，火退则风不生，故入足厥阴，以理风淫木旺；水盛则金有救，故入手太阴①经，以理火盛金衰。东阿井系济水所生，性急下趋，清而且重，所以清上逆之痰也。

《本草》云：阿胶畏大黄。

禹锡云：妇人服之，调经有子。治漏下赤白。

羊 肉

东垣云：羊肉甘热，能补血之虚。羊肉，有形之物也，能补有形肌肉之气。凡味与羊肉同者，皆可以补之，故曰补可去

---

① 阴：原脱。据上下文义补。

弱。人参，羊肉之属。羊肉补形也。

丹溪云：羊胫骨，治牙齿疏豁须用之。

日华子云：羊乳，利大肠，疗小儿惊痫疾。

犬

肉：味咸酸，气温。主安五脏，补绝伤，轻身益气。

丹溪云：世俗言犬治虚损之病，似指阳虚而议治。殊不知人身之虚，悉是阴虚。若阳果虚，其死甚易，敏者亦难措手。夫病在可治者，皆阴虚也。

孟诜云：犬血益阳事。

孕妇食之，令儿无声、缺唇。阴虚人食之，发热难治。同蒜食损人。

豭鼠粪

治伤寒劳复。经言牡鼠粪，两头尖者是。或在人家诸物中遗者。

猪 肤 音孚，皮也。《礼运》疏云：肤，革外薄皮；革，肤内厚皮。语云肤浅，言如在皮肤不深也。

气寒，味甘。入足少阴经。

《液》云：猪皮味甘寒。猪，水畜也。其气先入肾，解少阴客热，是以猪肤解之。加白蜜以润燥除烦，白粉以益气断痢。

猪胆汁

气寒，味苦咸，苦寒。

《液》云：仲景白通汤加此汁，与人尿咸寒同。与热剂合，去格拒之寒。又与醋相合，纳谷道中，酸苦益阴，以润燥泻便。

《本经》云：治伤寒热渴。又白猪蹄可用，杂青色者不可食，疗疾亦不可。

《心》云：与人尿①同体。补肝而和阴，引置阳不被格拒。能入心而通脉。

猪 肉

丹溪云：猪肉皆补气。又云：肉无补性，惟补阳尔。今之虚损者，不在于阳而在于阴，以肉补阴，犹缘木求鱼。何者？肉性热，入胃便发热，热发便生痰，痰生则气便不降，而别证作矣。久病后，须用补胃气，胃气非阴气不足以自全，所以淡味为自养之良方也。

陶隐居云：猪肉生痰，能虚肥人，不可多食。

孟诜云：肚，主暴痢虚弱，杀痨虫，并小儿疳、蛔、黄瘦病，佐健脾药健脾。

---

① 尿：原作"屎"。据《汤液本草》"猪胆汁"条改。

卷之八 虫 部

牡 蛎

陶隐居云：牡蛎是百岁雕所化，以尖左顾者佳，大者为好。出广州、海南。气微寒，味咸平，无毒。入足少阴经。

《珍》云：能软积气之痞。

《心》云：咸，平。熬，泄水气。

《本草》云：主伤寒寒热，温疟洒洒，惊恚怒气，除拘缓，鼠瘘，女子带下赤白。除留热在关节，荣卫虚热，往来不定，烦满；止汗，心痛气结，止渴，除老血，涩大小肠，止大小便，疗泄精，喉痹，咳嗽，心胁下痞热；能去瘰疬，一切疮肿。入足少阴。咸为软坚之剂。以柴胡引之，故能去胁下之硬；以茶引之，能消结核；以大黄引之，能除股间肿。地黄为之使，能益精收涩，止小便。本肾经之药也。久服强骨节，杀邪鬼延年。贝母为之使。得甘草、牛膝、远志、蛇床子良。恶麻黄、吴茱萸、辛夷。

《药性论》云：君主之剂。治女子崩中，止血及盗汗。除风热，定痛。治温疟。又和杜仲服，止盗汗。为末蜜丸，服三十丸，令人面光白，永不值时气。又治鬼交精出，病人虚而多热加用之。

陈士良云：牡蛎，捣粉，粉身，治大人小儿盗汗。和麻黄根、蛇床子、干姜为粉，粉身，去阴汗。

按：牡蛎咸寒入肾，壮水之主，以制阳光，久服必有寒中不快之患。

鳖 甲

气平，味辛，无毒。入肝经。

《本草》云：主心腹癥瘕坚积，寒热，去痞，去息肉，阴蚀，痔，恶肉。疗温疟，血瘕腰痛，小儿胁下坚。

《衍义》云：治劳瘦，除骨热。

按： 鳖性至阴，大寒，又能破血，不可认其补，多用必伤土也。

《衍义》云：鳖甲九肋者佳。以滴醋涂，炙黄色。

姚和众云：脱肛，鳖头烧灰搽扑之。

鳖肉，怀妊妇食之，子项短。合鸡肉食，成瘕。合苋菜食，成鳖瘕。合芥子食，痰症发。误食过喉，蓝汁可解。

龟 甲 败龟板

味甘咸，性寒，有毒。

入肾经。恶沙参、蜚蠊。去皮膜，酥炙。

经曰：漏下赤白，癥瘕痎疟，五痔阴蚀，小儿囟不合。

隐居曰：惊恚，劳役，阴疮，资智。

丹溪曰：补阴，去瘀血，止血痢，续筋骨。

时珍曰：龟、鹿皆灵而寿。龟首常藏向腹，能通任脉，故取以养阴；鹿鼻常反向尾，能通督脉，故取以养阳。物理之玄微也。

按： 龟禀北方之至阴，故能补阴。《格物考》曰：天有先春之震，山多自死之龟。龟闻雷则口所舍以蛰者，便吐而昂首，时令尚早，无虫可食，多饿死。血肉渗入下甲，此真败龟板也。而以灼师用过者当之，误矣！阳龟壳圆板白，阴龟壳长、板黄。阴人用阳，阳人用阴。丹溪曰：属金而有水，阴中阳也，大有补阴之功，而《本草》不言，惜哉！其补阴之力，而兼去瘀血、续筋骨，治劳倦。其能补阴者，盖龟乃阴中至阳之物，禀北方之气而生，故能补阴。治阴血不足，止血利，治四肢无力。酥、酒、猪脂，皆可炙之。

《药性论》云：龟甲，畏狗胆。

萧炳云：龟甲，主风缓脚弱。

蛇蜕

《本草》云：味咸甘，平，无毒。

《心》云：去翳膜用之，取其意也。

日华子云：止呕逆，小儿惊悸客忤，催生。疬疡、白癜风，煎汁敷。入药炙用。

《本草》云：治大人癫疾癫疾，虫毒蛇痫，弄舌摇头。

陶云：畏磁石及酒。

蝉蜕

味甘，寒，无毒。

《心》云：治同蛇蜕。

《药性论》云：使。治小儿浑身壮热，惊痫，兼能止渴。又云：其脱壳头上有一角，如冠状，谓之蝉花，最佳。主小儿天吊、惊痫瘛疭、夜啼、心悸。

郭璞云：治风气客皮肤，瘙痒不已。

白僵蚕

味咸辛，平，无毒。

《本草》云：主小儿惊痫夜啼，去三虫，灭黑䵴，令人面色好。男子阴疡病，女子崩中赤白，产后余痛。灭诸疮瘢痕。生颍川平泽。四月取自死者，勿令中湿，湿中有毒，不可用。

洁古云：性微温，味微辛，气味俱薄，体轻浮而升，阳也，去皮肤中风。

丹溪云：白僵蚕，属火而有土与金木。老得金气，僵而不化。治喉痹者，取其火中清化之气，以从治相火，散浊逆结滞之痰耳。

《圣惠方》云：治遍身瘾疹，焙黄色为末，用酒服之。

《小儿宫气方》云：治小儿撮口及发噤，用蜜和蚕末敷儿口内即效。

日华子云：治中风失音。

茧内蚕蛾，取雄者，微火炒黄，强阴益精气，敷诸疮，灭瘢，止遗精，暖肾。缲丝汤瓷贮，埋土内年深，消渴病宜取饮，引清气上朝口舌，降相火，下泄膀胱，因属火有金之用故也。

虾蟆

《本草》云：有毒。主破癥瘕，能杀疳虫。

丹溪云：虾蟆属土与水，性寒味甘，南方多食之。《本草》明言可不患热病，由是病人喜食之。《本草》之意，盖是或炙，或干，或烧，或灰，和在药剂中用之，非若世人煮为羹，入盐椒而啜其汤也。此物本湿化，大能发湿，久则湿亦化热，此因土气厚，自然生火。《衍义》谓解劳热，药之谓也，非羹之谓也。戒之！

蜈蚣

气寒，味酸，有毒。

《本草》云：治小儿惊风瘛疭，腹胀寒热，大人癫疾狂易，手足端寒，支满奔豚。

日华子云：堕胎。治痎忤^①，和干姜敷恶疮，出箭头。

《图经》云：心，主疔疮。

《衍义》云：大小二种。一种大者为胡蜣螂，身黑光，腹翼下有小黄子，附母飞行，昼不出，夜方飞至人家户庭中，见灯光则来；一种小者，身黑暗，昼方飞出，夜不出。今当用胡蜣螂，以其小者研三十枚，以水灌牛马肠结佳。

《本草》云：大者佳。畏羊角、石膏。入药去足。

文　蛤

隐居云：今出莱州、南海中。三月中旬采未烂壳。

气平，味咸，无毒。

《本草》云：主恶疮，蚀五痔，咳逆胸痹，腰痛胁急，鼠瘘大孔出血，崩中漏下，能利水。治急疳蚀口鼻，数日尽，欲死，烧灰，腊猪脂和涂之。坠痰软坚，止渴，收涩。固济，蛤粉也。咸能走肾，可以胜水。文蛤尖而有紫斑。

丹溪云：蛤粉治疝气，能降能消，能软能燥。同香附末、姜汁调服，以治心痛。以蛤蜊壳火煅过，研为粉用之。不入煎剂。

丹溪云：蚌、蛤、蛳、蚬，大同而小异，属金而有水木土。《衍义》云其冷而不言其湿，多食则发痰，以其湿中有火，久则气上升而不降，因生痰，痰则生热，热则生风，何冷之有？

---

① 忤：原作"杵"。据《汤液本草》"蜣螂"条改。

鳝鱼

味甘，气温，无毒。

丹溪云：鳝鱼善补气。

《本草》云：凡鱼头有白色如连珠、至脊上者。腹中无胆，头中无腮者，并可杀人。

《唐本》注：补虚损，妇人产后淋沥。

头灰，主痢疾、消渴。血，涂口眼歪斜。凡中其毒，食蟹解之。

鲫鱼

味甘，温、平，无毒。

丹溪云：诸鱼皆属火，惟鲫鱼属土，故能入阳明，而有调胃实肠之功。若得之多者，亦未尝不起火也。戒之！又云：诸鱼之性，无一息之停，故能动火。

禹锡云：作羹，主胃弱不下食。作脍，主久赤白痢。

蚯蚓

味咸，性大寒，无毒。

丹溪云：蚯蚓属土，而有水与木，性寒，大解诸热毒，行湿病。

《衍义》云：有小毒。自死者良。

陶隐居云：治蛇瘕。白颈是其老者，取破其土，盐之日晒，须臾成水。温病狂言，饮汁。

粪，敷热疮，丹毒，犬伤，用盐捣敷之。

蝼 蛄

味咸，性寒，无毒。

丹溪云：蝼蛄治口疮甚效。虚人戒用，以其性急故也。

《本草》云：主产难，出肉中刺，溃痈肿，下哽噎。入药炒[①]用。

一名土狗。治水肿分上下左右取效，左令左肿消，右使右肿退。上消上体，下退下焦。

虻 虫

陶隐居云：虻虫即今啖牛马血者。

气微寒，味苦平，有毒。

《本草》云：主目中赤痛，眦伤泪出，瘀血血闭，寒热。炒，去翅足。

日华子云：破癥结，消积脓，堕胎。

水 蛭 一名马蟥

气微寒，味咸苦，平，有毒。

《本草》云：主逐恶血、瘀血、月闭，破血瘕积聚，无子，利水道，堕胎。炒用。畏盐。

苦走血，咸胜血。仲景抵当汤用虻虫、水蛭，咸苦以泄蓄血，故经云有故无殒也。虽可用之，亦不甚安，莫若四物汤加酒浸大黄各半，下之极妙。

日华子云：畏石灰。然极难修制，须细锉后用，微火炒令色黄乃熟，不尔入腹生子为害。

---

① 炒：原作"妙"。据《证类本草》"蝼蛄"条改。

䗪虫

味咸，寒，有毒。

《本草》云：主心腹寒热洒洒，血积癥瘕，破坚下血闭。仲景主治久瘕积结，有大黄䗪虫丸。

《衍义》云：乳汁不行，研一枚，水半合，滤清汁服。勿令服药人知之。

陶隐居云：今为土鳖虫。治月水不通。畏菖蒲、皂荚、屋游。

鼠妇

气温，微寒，味酸，无毒。

《本草》云：主气癃不得小便，妇人月水闭，血瘕，痫痓，寒热，利水道。仲景治久疟，大鳖甲丸中使之，以其主寒热也。

《衍义》云：鼠妇，湿生虫也。

郭璞云：瓮器底生。

隐居云："妇"作"负"，多在坎中背负之。

蜘 蛛

微寒。

《本草》云：主大人小儿癫①疝。七月七日取其网，疗喜忘②。仲景治杂病狐疝，偏有大小，时时上下者，蜘蛛一十四个，熬焦，桂半两，研细为散，八分，以酒调服，日再。蜜丸

---

① 癫：原作"瘨"。据《汤液本草》"蜘蛛"条改。
② 忘：原作"意"。据《汤液本草》"蜘蛛"条改。

亦通。

陶云：蜂螫、蜈蚣伤人，取蜘蛛置肉上，则能吸毒。又能止疟。

《圣惠方》：治瘰疬，无问有头无头，用大蜘蛛五枚，曝干，细研，酥调如面，日两度贴之。

花蛛丝网，系瘤赘可落。

蛴螬

微寒，微温，味咸，有毒。

《本草》云：主恶血血瘀，痹气，破折，血在胁下坚满痛，月闭，目中淫肤、青翳白膜。吐血在胸中不去，及破骨踒折血结，金疮血塞，产后中寒。下乳汁。仲景治杂病方，大黄䗪虫丸中用之，以其主胁下坚满也。《续传信方》治喉痹，取虫汁点在喉中，下即喉开。

《本草》云：畏附子。其在腐柳木中者胜。

禹锡云：治心暴痛，去目翳障。

蜜

气平，微温，味甘，无毒。

《本草》云：主心腹邪气，诸惊痫痉，安五脏诸不足，益气补中，止痛解毒，除众病，和百药，养脾气，除心烦，饮食不下，止肠澼，肌中疼痛，口疮，明耳目。

水火炼蜜法：金华师最恶以锅煎炼，非古法，授此。以白砂蜜一斤，大瓷碗盛，重汤煮，不住搅，文武火，汤干加水，以蜜滴水不散为度。大率一斤炼成半斤。罐封埋土七日。凡和丸剂，止以药末一半，入蜜，舂万余杵，干糁，以布包裹，入甄蒸软，又加未尽之末。如此三次，则丸剂可以久收，不复回润。

用川蜜良，因食椒花之故。补阴丸用之，取其甘缓难化，可达下焦。熬蜜导煎，入谷道，可通大便艰难。

五灵脂 即寒号虫粪

禹锡云：据寒号虫四足，有肉翅不能远飞，所以不入禽部。今河东有。

味甘，温，无毒。

入心、肝二经。恶人参。润泽者佳。生者行血，炒者止血。

《本草》云：主疗心腹冷气，小儿五疳，辟疫，治肠风，通利气脉，女子月闭。出北地。

《珍》曰：经水过多，赤带，一切心腹胁痛，血贯瞳子，小儿惊痫，杀虫解毒，蛇蝎蜈蚣伤。

宗奭曰：入肝最速。

按：五灵脂治崩中，非止治血，乃去风之剂。风，动物也，冲任经虚，被风伤袭，与荆、防治崩义同。独阴，有归下之功，兼能降火，人所不知。

《图经》云：五灵脂黑如铁，内多夹沙石，先碾细，酒飞炼，扬去沙石，炒乃佳。治伤冷积聚，坚结痞满。

乌 蛇

《图经》云：生商洛山，今蕲州、黄州有之。背有三棱，色黑如漆。性善，不食物，多在芦丛中嗅其花气，吸其南风，多于芦枝上得之。作伪者用他蛇熏之，但眼陷不光为异耳。真者尾细长，能穿钱百文，身长丈余为佳。

味甘。

《本草》云：主诸风瘙瘾疹，疥癣，皮肤不仁，顽痹诸风。用之炙，入丸散、浸酒、合膏。江东有黑梢蛇，能缠物至死，亦是其类。

禹锡云：治眉髭脱落。

斑 猫

味辛，寒，有毒。

《本草》云：主寒热，鬼疰蛊毒，鼠瘘疥癣，恶疮疽，蚀死肌。破石癃血积，伤人肌，堕胎。畏巴豆。

隐居云：豆花时取之，如①上黄黑斑。去翅足，以粟米同炒。米炒焦，去米不用。治大人小儿瘰疬。

生者误服，吐泻难当。

绯 帛

《液》云：主恶疮疔肿、毒肿，诸疮有根者，作膏用。帛如手大，取露蜂房、弯头棘刺、烂草节二寸许，乱发烧末作膏，主疔疮肿。又主小儿初生脐未落时，肿痛水出，烧为末，细研敷之。又，五色帛，主盗汗，拭干讫，弃五道头。仲景治坠马，及一切筋骨损方中用。

---

① 如：《证类本草》"斑猫"条作"甲"，义胜。

卷之九　人　部

乳　汁

味甘，气平，无毒。

主补五脏，润肠胃，令人肥白悦泽。点眼，止泪明目，疗赤痛。

宗奭曰：目得血而能视，乳汁即血也。用以点眼，岂不相宜？

按：乳性平而非冷，若冷，必能伤脾，小儿食之，当泄泻不止矣。有是理哉？特与食湿进，诚能发泻。人多犯此，疑其性冷，谬哉！《服乳歌》曰："仙家酒，仙家酒，两个葫芦盛一斗。五行酿出真醍醐，不离人间处处有。丹田若是干涸时，咽下重楼润枯朽。清晨能饮一升余，返老还童天地久。"曝作粉，名乳金丹，尤佳。

服人乳，大能益心气，补脑，治消渴，治风火症。养老尤宜。每用一吸，即以指塞鼻孔，按唇贴齿而漱。乳与口津相和，然后以鼻内引上吸，使气由明堂入脑，方可徐徐咽下。凡五七吸为一度。不漱而服者，何异饮酪止于胃肠尔。

《唐本》注：《别录》云，首生男乳汁为养生之宝。

妇人之血，下降为月经，上升成乳汁。乳汁断，月经通，异名同类。乳即血化也。补血用地黄、当归，乃草木之流，得天地偏气。用治血病，力固有余。用补血衰，力犹未及。何如人乳频服，以类相从，如灯添油，立见光亮也。

人　尿

味咸，气寒，无毒。童子者佳。

主降火甚速。诸虚痨热，久嗽上气，扑损瘀血，吐衄血晕，并宜用之。如产后温服一杯，下败血恶物，不致他病。初得头风，饮之不辍，亦多愈。久服令人反虚。气血无热，尤不可多服。此亦性寒，故治热劳方中亦用也。

日华子云：小便，凉。止劳渴嗽，润心肺。疗血闷热狂，扑损瘀血晕绝，及蛇、犬等咬，以热尿淋患处。难产胞衣不下，即取一升，用姜、葱煎，乘热饮即下。

藏器云：尿主明目，清音，治肺痿痉病。

褚澄曰：喉有窍则咳血。喉不停物，毫发必咳。血既渗入，愈渗愈咳。饮溲便则百不一死，服寒凉则百不一生。时珍曰：小便入胃，上归于肺，下通水道，而入膀胱，乃其旧路也。故治肺病，引火下[1]行。人之精气，清者为气，浊者为血。浊之清者为津液，清之浊者为小便。便与血同类，故味咸而治诸血也。

秋　石

益肺补肾，还人真元。

日华子云：秋石强骨髓，补精血，开心益志。

按：气有余便是火，人尿浊阴归下窍，屈曲降之，有取坎填离之功。且得人元气，有滋补之妙。炼成秋石，去浊留清，补益之功，真是还元复命，为虚痨者第一灵丹。须阴阳

---

① 下：原作"不"。据《本草纲目》"人尿"条改。

炼者，得坎离既济之义。

人中白，降火散血，与尿同功，诸疮痔龗尤奇。煅过用。

紫河车一名胞衣

味甘咸，气温，无毒。童便浸半日，酒醋洗净，或蒸、或炙、或酒煮用。主一切虚损癫痫，安心养血，滋阴益气，补精助元。

陈藏器云：治血气羸瘦，妇人劳损。

初产肥大者良。男觅女胎，女觅男胎。一说不必拘泥，随得俱可补人。河车虽成后天之形，实禀先天之气，入药拯济，诚夺河工。不惟病者补益，弱妇服之，亦易结孕。盖以儿孕胞内，脐系于腰，受母之荫，父精母血，相合生成。真元气之所钟，非他草木之类所可比也。

发　灰一名血余

取乱发入瓶内，泥固，煅烟尽，为末用。

主消瘀止血，有补阴之功。又吹鼻止衄。食中误吞发，烧喉，取自己发灰，水调一钱服。

《参同契》云：同类易施功，非种难为巧。虽云丹法，移之治病，雅有神化。予尝考古今养生家，千条万诀，莫要于"人坏人补之"一语。即《内经》"形不足者，补之以气"也。漫述数端，勿药有喜，庶医之完技云。

凡肩背、肢节、骨腕筋会之处注痛，多属痰凝气滞。不拘男女，但取神旺气长者，令以口对患处，隔绢绵进气，不呵不吹，极力努气，使入透，觉暖至热，又易一人，以愈为度。

多病善养者，每夜令仆擦足心至极热，甚有益。三里、肾俞，皆不可缺。

肾虚腰痛，令少阴掌心摩擦，每至万余。或令进气于肾俞之穴。丹田冷者，亦摩擦而进于脐轮，其功尤烈。有痿痹疾者，偎卧患处于壮阴之怀，久之生气和浃，病气潜消。老人尤宜与少艾偎卧。有喻千户者行此，年九十余，康健。

凡小疾有痛处，即令壮夫揩擦至热，或按之、拿之，令气血转移，其疾可却。

《唐本》注云：发灰疗转胞，小便不通。

雷公云：男子二十，颜貌红白者，取顶心发，先用苦参水浸一宿，漉出，入瓶中以火煅之。

卷之十上① 草部上

人 参

《本草》云：人参恶卤碱。出上党山谷为最，辽东、高丽次之。

气温，味甘，甘而微苦，寒。气味俱轻，阳也，阳中微阴。无毒。

《本草》云：主补五脏，安精神，定魂魄，止惊悸，除邪气，明目，开心益智。疗肠胃中冷，心腹鼓痛，胸胁逆满，霍乱吐逆，调中，止消渴，通血脉，破坚积，令人不忘。

成聊摄云：脾欲缓，急食甘以缓之。人参之甘，以缓脾气。

洁古云：人参治脾、肺阳气不足，及肺气喘促、短气、少气，补中缓中，泻脾肺胃中火邪，善治短气、少气。非升麻为引用，不能补上升之气。升麻一分，人参三分，可为相得。若补下焦元气，泻肾中火邪，茯苓为之使。甘草稍子生用为君，去茎中痛。或加苦楝、酒煮玄胡索为主，尤佳。

《主治秘诀》云：性温，味甘。气味俱薄，浮而升，阳也。其用有三：补元气，止渴，生津液也。肺虚者用之，又能补胃。治喘嗽则勿用，短气则用之。

东垣云：人参甘温，能补肺中之气，肺气旺则四脏之气皆旺，肺主诸气故也。仲景以人参为补血者，盖血不自生，须得生阳气之药乃生，阳生则阴长，血乃旺矣。若阴虚，单补血，

血无由而生，无阳故也。又云：补气须用人参。又云：安胃和中。又云：人参补元气不足而泻肺气，甘温补阳利止①。而脉不足者，是亡血也，人参补之，益脾气。与干姜同用，补气。里虚则腹痛，此药补之，是补其不足也。又云：人参补气之药，如气短、气不调及喘者加之。

海藏云：味既甘温，调中益气，即补肺之阳、泻肺之阴也。若但言补肺而不论阴阳寒热，何气不足，则误矣！若肺受寒邪，宜此补之；肺受火邪，不宜用也。肺为天之地，即手太阴也，为清肃之脏，贵凉而不贵热，则其象可知，若伤热则宜沙参。沙参味苦微寒、无毒。主血积惊气，除寒热，补中益肺气，治胃痹心痛，结热邪气，头痛，皮间邪热，安五脏。人参味甘，微温，补五脏之阳也；沙参味苦微寒，补五脏之阴也，安得不异？易老取沙参以代人参，取其苦也，苦则补阴，甘则补阳。《本经》虽云补五脏，亦须各用本脏药相佐使，随所引而相补一脏，岂可不知？

丹溪云：人参入手太阴经，而能补阴火，甚与其芦相反。若服参一两，于内入芦一钱，则一两之参，徒虚费矣，戒之。言闻曰：王好古言人参补阳泄阴，肺热伤肺。王节斋谓参能助火，阴虚血症忌服。二说皆偏矣！参能补元阳，生阴血而泻阴火，东垣之说明矣。仲景言亡血血虚，并加人参。丹溪言虚火可补，参芪者之属。二家不察，而谓助火，谬哉！

汪机曰：丹溪谓阴虚潮热、喘嗽吐血，四物加人参；肺肾受伤，咳嗽不愈，琼玉膏主之；肺肾虚极，独参膏主之。阴虚未尝不用参也。节斋私淑丹溪，而相及如此。自斯言一出，后

---

① 止：《汤液本草》"人参"条作"气"。

人但遇前症，便不敢用。病家亦以此说，横之胸中，甘受苦寒，至死不悟。古今治劳，莫妙于葛可久，何尝不用人参耶！杨起曰：古人治肺寒以温肺汤，肺热以清肺汤，中满以分消汤，血虚以养荣汤，皆有人参，养正邪自除，阳旺则生阴血。庸医每谓人参不可轻用，诚哉庸也！

按： 百病皆始于虚，参之补虚，独冠草木，故诸家反复辨其宜用，恐为两王氏所惑，而人不觉耳。惟外邪初炽，内积初成，产后瘀血，气壮脉实者，诚不可用。多则宣通，少反壅滞，不可不知。

李绛云：疗反胃呕吐，入药煮粥皆宜。

萧炳云：人参和细辛，密封经年不坏。

肺寒可服，肺热还伤肺，不知寒热之中，犹有虚实之别。丹溪云：虚火可补，参术之类也。又曰：龙火反治。夫龙火者，乃空中龙雷之火，即虚火也。每当浓阴骤雨之时，火焰愈炽，太阳一照，火自消弥，可见人身虚火，无问上中下三焦之殊，但症有见于外，必非寒凉助火之药可制，务资此甘温补阳之剂，补足元阳，则火自退耳。补中有泻，泻中有补，正所谓温能除大热是也。

沙　参

味甘苦，微寒，无毒。

入肺、肝二经。恶防风，反藜芦。产华山。白而实者佳。去芦。

经曰：血结惊气，除寒热，益肺。

隐居曰：疗胸痹、心腹痛，结热邪气。安五脏，长肌肉。

甄权曰：宣五脏风气，养肝气，治常欲眠，疝气。

《大明》曰：恶疮疥癣，排脓消肿毒。

好古曰：补五脏之阴。

时珍曰：久咳肺痿。

按：人参补阳而生阴，沙参补阴而制阳，气力甚薄，非多用不效。南方肆中，殊少真者，多选大桔梗乱之，又安望其功耶？

葛洪云：沙参主卒得诸疝，小腹及阴中相引痛如绞，自汗出欲死。细末，酒调服方寸匕，立瘥。

日华子云：补虚，止惊，益心养肝。

黄　芪

气温，味甘，纯阳。甘、微温，性平。无毒。

入手少阳经三焦，足太阳经脾，足少阴命门之剂。

《本草》云：主痈疽久败疮，排脓止痛，大风癞疾，五痔，鼠瘘，补虚，小儿百病。妇人子脏风邪气，逐五脏间恶血，补丈夫虚损，五劳羸瘦，腹痛泄痢，益气，利阴气。

洁古云：治虚劳自汗，补肺气，实皮毛，泻肺中火，脉弦自汗。善治脾胃虚弱，疮疡血脉不行，内托阴症，疮疡必用之药也。

《主治秘诀》云：性温，味甘，气薄味厚，可升可降，阴中阳也。其用有五：补诸虚不足，一也；益元气，二也；去肌热，三也；疮疡排脓、止痛，四也；壮脾胃，五也。去诸经之痛，除虚热，止盗汗。

东垣云：补五脏诸虚不足，泻阴火。无汗则发之，有汗则止之。又云：护周身皮毛间腠理虚，及活血脉生血，乃疮家圣药也。又能补表之元气虚弱，通和阳气，泄火邪也。

海藏云：黄芪有白水芪、木芪，功用皆同。惟木芪茎短而理横，折之如绵，皮黄褐色，肉内白色，谓之绵黄芪。若但坚脆、味苦者，谓之苜蓿根。世人以苜蓿根代之，颇能乱真，用者宜审。其治气虚盗汗并自汗，即皮表之药。又治皮肤痛，则表药可知。又治咯血，柔脾胃，是又为中州药也。又治伤寒尺脉不至。又补肾脏之元气。以为里药，乃是上、中、下，内、外三焦之药也。《图经》言河东者，沁州①绵上是也，故谓之绵芪。味甘如蜜，兼体骨柔软。《别说》云：黄芪本出绵上者为良，盖以地产为绵。若以柔韧如绵为绵，而伪者亦柔韧，但当以坚脆、甘苦为别也。

《衍义》云：黄芪、防风，世多相须而用。

东垣云：黄芪、人参、甘草，此三味退热之圣药也。《灵枢》云：卫气者，所以温分肉而充皮肤，肥腠理而司开阖。黄芪既补三焦，实卫气，与桂同，特益气异尔，然亦在乎佐使。桂则通血脉，亦能破血而实卫气，通内而实外者软。桂以通血言，则芪为实气也。

日华子云：黄芪恶龟甲、白鲜皮。大能补气，呼为药中羊肉也。

其性畏防风，而防风能制黄芪。黄芪得防风，其功愈大，盖因相畏而实相使也。

防　风

《图经》云：防风生沙苑，今淮、浙州郡有之。

纯阳。性温，味甘辛。无毒。

---

① 州：原作"者"。据《汤液本草》"黄芪"条改。

足阳明胃经，足太阴脾经，乃二经之行经药，太阳经本经药。

《本草》云：主大风头眩痛，恶风，风邪，目盲无所见。风行周身，骨节疼痹，烦满，胁痛胁风，头面游风^①去来，四肢挛急，字乳金疮内痉。去芦并钗股用。

洁古云：疗风通用。泻肺实如神。散头目中滞气，除上焦风邪。又为去湿药之使，风能胜湿故也。误服泻人上焦元气。

东垣云：防风辛、温，气味俱薄，浮而升，阳也。凡疮在胸膈已上，虽无手足太阳^②症，亦当用之，为能散结、去上部风。病人身体拘急者，风也。诸疮见此症者，亦须用之。若脊痛项强、不可回顾，腰似折，项似拔者，乃手足太阳症，正当用之。又云：防风能制黄芪，黄芪得防风，其功愈大。又云：防风尽治一身之痛，乃卒伍卑贱之职，听令而行，随所引而至，乃风药中之润剂也。虽与黄芪相制，乃相畏相使者也。又云：防风身，去人身半已上风邪；梢，去人身半已下风邪。主治诸风。

丹溪云：人之口通乎地，鼻通乎天，口以养阴，鼻以养阳。天主清，故鼻不受有形而受无形为多；地主浊，故口受有形而兼乎无形。昔王太后病风，不能言而脉沉，其事急，若以有形之汤药则缓不及^③事，乃造防风黄芪汤数斛，置于床下，气如烟雾，使口鼻皆受。其夕便得语。药力熏蒸，其效如此，善医者宜取法焉。

《本草》又云：得泽泻、藁本，疗风；得当归、芍药、阳

---

① 游风：原脱。据《汤液本草》"防风"条补。
② 阳：原作"阴"，据《本草纲目》"防风"条改。
③ 及：原作"急"，据《本草衍义补遗》"防风 黄芪"条改。

起石、禹余粮，疗妇人子脏风。杀附子毒。恶干姜、藜芦、白
蔹、芫花。

日华子云：治三十六般风，男子一切劳。

升 麻

陶隐居云：升麻旧出宁州，极坚实，今惟出益州者好。

气平，味苦甘。微苦微寒，味薄气厚，阳中之阴也。无毒。
阳明经本经药，亦走手阳明经、太阴经。

《本草》云：主解百毒，杀百精老物殃鬼，辟瘟疫瘴气、
邪气，蛊毒入口皆吐出。中恶腹痛，时气毒疠，头痛寒热，风
肿诸毒，喉痛口疮。

成聊摄云：《玉函①》曰，大热之气，寒以取之；甚热之气，
以汗发之。麻黄、升麻之甘，以发浮热。

洁古云：升麻乃足阳明胃、足太阴脾行经药也。若补脾胃，
非此为引用不能补。若得白芷、葱白之类，亦能走手阳明、太
阴。非此四经，不可用也。能解肌肉间热，此手足阳明伤风引
用之药也。

《主治秘诀》云：气温味辛，气味俱薄，浮而升，阳也。
其用有四：手足阳明引经，一；升阳气于至阴之下，二；阳明
经分头痛，三；去风邪在皮肤及至高之上，四也。治脾痹，非
升麻梢不能除。又缓带脉之急，胃虚阳气郁遏者宜之。

好古曰：牙根浮烂恶臭，太阳衄衊，疮家圣药。

东垣云：主发散阳明经风邪。元气不足者，用此于阴中以
升其阳气上行也。又云：引葱白散手阳明之风邪，引石膏止足

---

① 函：原作"函"。据《本草发挥》"升麻"条改。

阳明之齿痛。

海藏云：升麻入足阳明。若初病太阳症便服升麻、葛根，发出阳明经汗，或失之过。阳明经燥，太阳经不可解，必传阳明矣。故投汤不当，非徒无益，而又害之也。朱氏云：瘀血入里，若衄血、吐血者，犀角地黄汤，乃阳明之圣药也。如无犀角，以升麻代之。升麻、犀角，性味相远不同，何以代之？盖以升麻止是引地黄及余药同入阳明经耳。初病太阳症，服升麻可乎？仲景云：太阳病[1]，若发汗、若下、若利小便，重亡津液，胃中干燥，因而转属阳明病，其害不可胜言。仲景又云：太阳兀兀无汗者，葛根汤发之[2]。若兀兀自汗者，表虚也，不宜用此。朱氏用葛根、升麻者，以表实无汗也。

升麻能令胃气从右而上迁，柴胡能使胃气从左而上达。

按： 升麻引阳明清气上行，柴胡引厥阴清气上行，虚弱内伤之要药也。大抵老人之气降者多、升者少，秋冬之令多，春夏之令少，及虚弱之人，并宜此药。《素问》曰：阴精所奉其人寿，阳精所降其人夭。窥其奥者，洁古、东垣二人而已。

葛 根

陶隐居云：葛根生汶上川谷。解巴豆、野葛、百药毒。

气平，味甘，无毒。

阳明经引经药，足阳明经行经的药。

《本草》云：主消渴，身大热，呕吐，诸痹。起阴气，解

---

① 病：原脱。据《汤液本草》"升麻"条补。
② 太阳兀兀无汗者葛根汤发之：对比《伤寒论》"太阳病，项背强几几，无汗恶风，葛根汤主之"之文，可知王海藏误解仲景原义。

诸毒，疗伤寒中风头痛，解肌发表，出汗，开腠理，疗金疮，止痛，胁风痛。花主消酒。粉味甘，大寒，主压丹石，去烦热，利大小便，止渴。小儿热痞，以葛根浸，捣汁饮之良。

《主治秘诀》云：性寒味甘，气味俱薄，体轻上行，浮而微降，阳中阴也。其用有四：止渴，一也；解酒，二也；发散表邪，三也；发散小儿疮疹难出，四也。

《衍义》云：治中热酒渴病，多食行小便，亦能使人利。

甄权曰：开胃下食。

《大明》曰：烦热发狂，止血痢，通小肠，排脓破血。

藏器曰：生者堕胎，蒸熟消酒毒。

洁古曰：升阳生津，脾虚作渴，非此不除，多用伤胃气。仲景治太阳阳明合病，桂枝加麻黄葛根。又有葛根芩连解肌汤，用以断太阳入阳明之路，非即太阳药也。头痛乃阳明中风，可用葛根葱白汤。若太阳初病，未入阳明而头痛者，不可便服以发之，是引贼入家也。

东垣曰：葛根鼓舞胃气上行，治虚泻之圣药。夫风药多燥，葛根独止渴者，以其升胃家下陷，上输肺金以生木耳。

按：麻黄乃太阳经药，兼入肺经，肺主皮毛；葛根乃阳明经药，兼入脾经，脾主肌肉。发散虽同，所入迥异也。本功外散郁火、生津止渴者，能升胃气、除胃热故也。

当 归

《本草》云：当归生川蜀、陕西。色白肥大为上。畏菖蒲、海藻、牡蒙。

气温，味辛甘而大温。气味俱轻，阳也。甘辛，阳中微阴。无毒。

入手少阴经，足太阳经、厥阴经。

《主治秘诀》云：性温，味辛。气厚味薄，可升可降，阳中阴也。其用有三：心经本药，一也；和血，二也；治诸病夜甚，三也。治上治外，须以酒浸，可以溃坚。凡血受病须用之。眼痛不可忍者，以黄连、当归根，酒浸煎服。又云：血壅而不流则痛，当归身辛温以散之，使气血各有所归。

东垣云：当归梢主癥癖，破恶血，并产后恶血上冲，去诸疮疡肿结，治金疮恶血，温中、润燥、止痛。又云：当归、熟地黄、牡丹皮，此三味于诸经，和血、生血、凉血之药也。又云：血刺痛用当归，详上下用根梢。酒洗、糖黄色者，嚼之大辛，可能溃坚，治血通用。甘以和血，辛温以润内寒，苦以助心散寒。

成聊摄云：《内经》曰脉者血之府也，诸血皆属心，通脉者，必先补心益血。苦先入于心，当归之苦以助心血。

论云：补女子诸不足，此言尽当归之用。

《本草》云：主咳逆上气，瘟疟，寒热洗洗[①]在皮肤中，妇人漏下绝子，诸恶疮疡、金疮，煮汁饮之。温中止痛，及腰痛，止客血内寒，中风痉，汗不出，湿痹中恶[②]，客气虚冷，补五脏，生肌肉。气血昏乱，服之即定，有各归气血之功，故名当归。

雷公曰：得酒浸过良。若要破血，即使头节硬实处。若要止痛、止血，即用尾。若一时用，不如不使。

---

① 洗洗（xiǎn 显）：亦作"洒洒"，恶寒貌。原脱一字，据《证类本草》"当归"条补。

② 恶：原作"风"。据《汤液本草》"当归"条改。

易老云：用头则破血，用尾则止血。若全用，则一破一止，则和血也。入手少阴，以其心主血也；入足太阴，以其脾[①]裹血也；入足厥阴，以其肝藏血也。头能破血，身能养血，尾能行血。用者不分，不如不使。若全用，在参、芪，皆能补血；在牵牛、大黄，皆能破血。佐使定分，用者当知。从桂、附、茱萸则热；从大黄、芒硝则寒。诸经头痛，俱在细辛条下。惟酒蒸当归，又治头痛，以其诸头痛皆属木，故以血药主之。

《药性论》云：臣。畏生姜，恶湿面。

经云：当归主咳逆上气。

按：当归为血分要药，经何独言治咳逆上气耶？辛温而散，乃血中气药也。咳逆上气，多有阴虚、阳无所附者，用血药补阴，则血和而气亦降矣。况其微苦，原有直行之性乎？

丹溪云：气病补血，虽不中病，亦无害也。殊不知补血药无过二地、当归。若服过多，其性缠滞，每见胃气弱，不能运行，血越上窍者，用此以为凉血补血之剂，反致胸膈痞闷，饮食少进，吐泻短气，呕血，日渐危迫，此皆用血药伤其冲和胃气，安得谓无害耶？大抵血虚固不可专补其气，而气虚亦不可过补其血，在人斟酌为当也。

川 芎

《本草》云：川芎生武功川谷。得细辛，疗金疮止痛；得牡蛎，疗头风吐逆。

气温，味辛，纯阳。无毒。

---

① 脾：原作"皮"。据《汤液本草》"当归"条改。

入手足厥阴经，少阳经本经药。

《本草》云：主中风入脑头痛，寒痹筋挛缓急，金疮，妇人血闭无子，除脑中冷动，面上游风去来，目泪出，多涕唾，忽忽如醉，诸寒冷气，心腹坚痛，中恶，卒急肿痛，胁风痛，温中除内寒。

甄权曰：腰脚软弱，半身不遂，胞衣不下。

《大明》曰：一切风，一切气，一切劳，一切血。破宿食，养心血。吐血、鼻血、尿血，脑痈发背，瘰疬瘿赘，痔瘘疮疥，长肉排脓。

好古曰：搜肝气，润肝燥，补风虚。白芷为之使。畏黄连。

洁古云：补血，治血虚头疼之圣药也。治妊妇数月始动，加当归，二味各二钱，水二盏，煎至一盏，服之神效。

《主治秘诀》云：性温，味辛苦，气味俱薄，浮而升，阳也。其用有四：手少阳引经，一也；诸经所痛，二也；助清阳之气，三也；去湿气在头，四也。

东垣云：头痛须用川芎。如不愈，加各引经药：太阳，羌活；阳明，白芷；少阳，柴胡；太阴，苍术；厥阴，吴茱萸；少阴，细辛；如顶巅痛，去川芎，用加藁本。又曰：芎䓖，味辛温，纯阳，主中风入脑，头面风。

海藏云：易老言川芎上行头目[1]，下行血海，故清神、四物，皆所用也。入手足厥阴。

《衍义》云：头面风不可缺也。然须以他药佐之。若单服既久，则走散真气。

按：《衍义》谓久服川芎，令人暴死。夫川芎，肝家药

---

① 目：原作"角"。据《汤液本草》"川芎"条改。

也，若单服既久，则辛喜归肺，肺气偏胜，金来贼木，肝必受邪，久则偏绝，故日暴死。使配合得宜，宁有此害哉？虞天民谓：骨蒸多汗及气弱者，决不可服。其气辛散，能泄真气而阴愈虚也。

同生地酒煎，禁崩漏不止。

生地黄

忌犯铁器，令人肾消。萝卜同食，令人发白。

气寒，味苦，阴中之阳。甘苦，大寒。无毒。

入手太阳经、少阴经之剂。

《本草》云：主妇人崩中血不止，及产后血上薄心闷绝，伤身胎动下血，胎不落，堕坠踠折，瘀血留血，衄鼻吐血，皆捣饮之。

洁古云：生地黄性寒味苦，凉血，补肾水真阴不足，治少阴心热在内。此药太寒，宜斟酌用之，恐损胃气。

《主治秘诀》云：性寒味苦，气薄味厚，沉而降，阴也。其用有三：凉血，一也；除皮肤燥，二也；去诸湿涩，三也。又云：阴中微阳。酒浸上行。

海藏云：手少阴、手太阳之药。故钱氏泻内，与木通同用，以导赤也。诸经之血热，与他药相随，亦能治之。尿血便血亦治之。

崔元亮云：治一切心痛，用生地黄冷淘食之。随食多少，捣绞取汁，搜面作饼亦可。

《图经》云：欲辨精粗，初采得，以水浸。有浮者名天黄，不堪用；半沉者名人黄，为次；其沉者名地黄，最佳也。

得麦门冬，引入所补之乡。花名地髓，服可延年。

熟干地黄

味甘苦。日干者平，火干者温。无毒。

味厚。味厚气薄，阴中阴也。

入手足少阴经、厥阴经。

《本草》云：主折跌绝筋伤中，逐血痹，填骨髓，长肌肉。作汤，除寒热积聚，除痹。主男子五劳七伤，女子伤中，胞漏下血。破恶血，尿血。利大小肠，去胃中宿食，饱力断绝。补五脏内伤不足，通血脉，益气力，利耳目。生者尤良。得清酒、麦门冬尤良。恶①贝母，畏芜荑。

洁古云：熟地黄，酒洗九蒸，假酒力则微温，补血虚不足，虚损血衰之人须用。善黑须发。忌莱菔。

《主治秘诀》云：性温，味苦甘，气薄味厚，沉而降，阴也。其用有五：益肾水真阴，一也；和产后血气，二也；去腹脐急痛，三也；养阴退阳，四也；壮水之源，五也。治外、治上，以酒浸之。

东垣云：地黄，生则性大寒而凉血，熟则性微温而补肾。又云：熟地黄、当归身、牡丹皮，此三味诸经中和血、生血、凉血。

海藏云：生地黄治手足心热及骨蒸热，入手、足少阴，手、足厥阴，能益肾水而凉血。其脉洪实者，宜用生地黄。若脉虚者，则宜熟地黄。假火力蒸九次，故能补肾中元气。仲景制八味丸，以熟地黄为诸药之首者，天一所生之源也。汤液四物汤以治藏血之脏，亦以熟地黄为君者，癸乙同归一治也。蒸捣不

---

① 恶：原作"畏"。据《证类本草》"干地黄"条改。

可犯铁器。

陈藏器云：蒸干则温补，生干则平宣。

《机要》云：脐下发热者，肾经病也，非地黄不能除，补肾益阴之剂。二宜丸加当归为补髓煎，补肾滋阴之剂，更无先于此。然生地黄生血，胃气寒者，服恐防食，宜酒炒。用熟地黄补益，痰饮多者，服恐泥膈，宜姜汁炒用。

萧炳云：熟生二地，皆黑须发圣药。

同天门冬，引入所补之地。

柴　胡

雷公云：柴胡，茎长软，皮赤黄。出银州银县西畔。生处多有白鹤、绿鹤，于此翔处，是柴胡香气直上云间。若有过往，闻者皆气爽。银刀削皮，切用，勿令犯火。

气平，味微苦，微寒。气味俱轻，阳也，升也，纯阳。无毒。

《本草》云：主心腹，去肠胃中结气，饮食积聚，寒热邪气，推陈致新，除伤寒心下烦热，诸痰热结实，胸中邪逆，五脏间游气，大肠停积水胀，及湿痹拘挛。亦可作浴汤。久服轻身明目益精。半夏为之使，恶皂荚。

成无己云：柴胡之苦，以发表热。又云：柴胡、黄芩之苦，入心而折热。

洁古云：柴胡除虚劳烦热，解散解热，去早晨潮热。此手足少阳、厥阴四经行经药也。善除本经头痛，非他药所能止。治心下痞，胸膈中痛。能引胃气上升，以发散表热，去寒热往来。胆痹非柴胡梢不能除之。又云：胁下痛，往来寒热，及日晡发热，用柴胡。

《主治秘诀》云：柴胡，味微苦，性平，微寒。气味俱轻，阳也，升也。少阳经分药，偏头痛乃少阳也，非柴胡不能除。

东垣云：柴胡泻肝火，须用黄连佐之。欲上升，则用根酒浸；欲中及下降，则生用梢。又治疮疡癖积之在左。又曰：十二经疮药中须用，以散诸经血结气聚。功用与连翘同。

海藏云：入足少阳，主东方分之气也。在经主气，在脏主血。证前行则恶热，却退则恶寒。虽气微寒，味之薄者，故能有经，是主气也。若佐以三棱、广茂、巴豆之类，故能消坚积，是主血也。妇人经水，适来^①适断，伤寒杂病，洁古须用小柴胡主之，加以四物之类，并秦艽、牡丹皮辈，同为调经之剂。

《衍义》云：柴胡，《本经》并无一字治劳。今人治劳方中，鲜有不用者。呜呼！凡此误世多矣。尝原病劳有一种真脏虚损，复受邪热，因虚而致劳，故曰劳者^②牢也，须斟酌用之。如《经验方》中治劳热，青蒿煎丸，用柴胡正合宜耳，服之无不效。热去即须急已。若或无热而得此，则病愈甚。日华子又谓补五劳七伤，《药性论》亦谓治劳之羸瘦。若此等病，苟无实热，医者取而用之，不死何待？注释本草，一字亦不可忽。盖万世之后，所误无穷耳。

诸疟以柴胡为君。疮疽须用柴胡，散诸经血结气聚。

时珍曰：头痛，目赤障翳，热入血室，痘疹余热，五疳羸热，劳在肝胆，心有热者，必用柴胡。劳在脾胃有热，或阳气下陷，亦必用之。劳在肺肾者，不可用耳。然据东垣之言，无不可用者。但要精思病源，加减佐使。寇氏不分经络有热无热，

---

① 来：原作"大"。据《汤液本草》"柴胡"条改。

② 者：原作"中"。据《证类本草》"柴胡"条改。

乃谓柴胡概不治劳，殊非通论。

按：柴胡乃疏肝要剂。孙琳谓皮肤、脏腑、骨髓皆热，非银柴胡莫可治者。后世读《衍义》数言，遂轻废置，毋乃侏儒观场，随众喧喝乎？

《衍义》云：张仲景治寒热往来似疟，必用柴胡主之。有大小柴胡二汤，为最要之药。

细　辛

陶隐居云：今用东阳临海者，形段乃好，而辛烈不及华阴、高丽者。用则去其头节。人患口臭者，含之多效。最能除痰明目。忌狸肉。

气温，味大辛，纯阳。性温，气厚于味，阳也。无毒。

少阴经药，手少阴经之药。

《本草》云：主咳逆头痛脑动，百节拘挛，风湿痹痛，死肌，温中下气，破痰，利水道，开胸中，除喉痹，齆鼻，风痫癫疾，下乳结，汗不出，血不行，安五脏，益肝胆，通精气。久服明目，利九窍。治恶风头风，止眼风泪下，除齿痛，治头面痛不可缺者也。

成聊摄云：细辛、附子之辛，以温少阴之经。

洁古云：治少阴经头痛如神。当少用之。独活为之使。

《主治秘诀》云：性温，味辛，气厚于味，轻清上浮而升，阳中阴也。止诸阳头痛，诸风通用。辛热，温少阴之经，散水寒，治内寒。

东垣云：细辛味大辛，纯阳。主手少阴经头痛。又云：去风头痛及皮肤风热。

海藏云：东垣言细辛治邪在里之表，故仲景少阴症用麻黄附子细辛汤也。易老云：治少阴苦头痛。太阳则羌活，少阴则细辛，阳明则白芷，太阴则苍术，厥阴则川芎、吴茱萸，少阳则柴胡。用者随经，不可差也。细辛香味俱细而缓，故治少阴，与独活颇相类。

《本草》又云：曾青、枣根为之使。得当归、芍药、白芷、川芎、牡丹、藁本、甘草，共疗妇人。得决明、鲤鱼胆汁、青羊肝，共疗目痛。恶狼毒、山茱萸、黄芪，畏硝石、滑石，反藜芦。

疗妇人血闭神方。得决明、鱼胆、羊肝，止风泪目疼。劫剂。

羌 活

陶隐居云：羌活多节，软润，气息极猛烈。出益州北部。

气微温，味苦甘，平。苦辛，气味俱轻，阳也。无毒。

足太阳经、厥阴经药，太阳经本经药也。

味辛苦，无毒。治贼风多痒，血癞，手足不遂，口面㖞斜，遍身瘰痹，治一切风，赤目疼痛。

洁古云：羌活治肢节疼痛，手足太阳本经风药也。加川芎，治足太阳、少阴头痛。透关利节，又治风湿。

《主治秘诀》云：性温味辛，气味俱薄，浮而升，阳也。其用有五：手足太阳引经，一；风湿相兼，二；去肢节痛，三；除痈疽败血，四；治风湿头痛，五也。

东垣云：羌活、独活、防风，此三味治手足太阳症，脊痛项强，不可回顾，腰似折，项似拔者。

海藏云：羌活，君药也。非无为之二，乃拨乱反正之生也。故大无不通，小无不入，关节痛非此不治。太阳经头痛、肢节痛，一身尽痛，非羌活不能除，足太阳、足厥阴、足少阴药也。与独活不分二种。后人用羌活，多用鞭节者；用独活，多用鬼眼者。羌活则气雄，独活则香细，故气雄者入太阳，香细者入少阴也。钱氏泻青丸用此者，壬乙同归一治也。或问治头痛者何？答曰：巨阳从头走足，惟厥阴与督脉会于巅，逆而上行，诸阳不得下，故令头痛也，足太阳、厥阴之药也。

独　活

气味与羌活同。无毒。气厚味薄，升也，苦辛。

足少阴肾经行经之药。

《本草》云：主①风寒所击，金疮止痛，奔豚痫痉，女子疝瘕，疗诸贼风，百节痛风，无久新者。

《液》云：独活细而低，治足少阴伏风，而不治太阳。故两足寒湿痹，不能动止，非此不能除。

《象》云：若与细辛同用，治少阴经头痛。一名独摇草，得风不摇，无风自摇。去皮净用。

《秘诀》云：性温，味苦，气厚味薄，沉而升，阴中阳也。治风须用，及能燥湿，经云风能胜湿。头晕目眩，非此不能除。

时珍曰：独活、羌活，乃一类二种。中国者为独活，西羌者为羌活。以为二物，非矣。但羌活紫色气雄，可理游风；独活黄色气细，可理伏风。

《唐本》注云：疗风用独活，兼水用羌活。

---

① 主：原作“上”。据《证类本草》“独活”条改。

白 术

陶隐居云：今白术生杭越、宣州者佳。

气温，味甘。苦而甘温，味厚气薄，阴中阳也。无毒。

入手太阳、少阴经，足阳明、太阴、少阴、厥阴四经。

丹溪云：白术有汗则止，无汗则发。与黄芪同功。味亦有辛，大能消虚痰也。

成聊摄云：脾恶湿，甘先入脾，茯苓、白术之甘，以益脾逐水。

洁古云：白术除湿益燥，和中益气，利腰脐间血，除胃中热。

《主治秘诀》云：气温，味甘，微苦，气味俱薄，浮而升，阳也。其用有九：温中，一；去脾胃湿，二；除脾胃热，三；强脾胃、进饮食，四；和脾胃以生津液，五；主肌热，六；治四肢困倦，目不欲开，怠惰嗜卧，不思饮食，七；止渴，八；安胎，九也。又云：脾胃受热湿，沉困无力，怠惰嗜卧，并去痰，须用白术。饮水多，因致伤脾，须用白术、茯苓、猪苓。水泻，须用白术、茯苓、芍药。又云：非白术不能去湿。

东垣云：白术味苦而甘，性温，味厚气薄，阳中阴也。去诸经中湿而理脾胃。

洁古云：温中去湿，除热强胃。苍术亦同，但味颇厚耳，下行则用之。甘温补阳，益脾逐水。寒淫所胜，甘以缓脾生津去湿，渴者用之。又云：白术佐黄芩以安胎，君枳实以消痞。

海藏云：《本草》本条下无苍与白之名，近代多用白术治脾间风，止汗消痞，补胃补中，利腰脐间血，利水道。上而皮毛，中而心胸，下而腰脐之间。在气主气，在血主血。入手太阳、足阳明、手少阴、足太阴、足厥阴。

洁古云：非白术不能去湿，非枳实不能消痞。除湿利水，如何是益津液？汪机曰：脾恶湿，湿胜则气不得施化，津何由生？故曰膀胱者，州都之官，津液藏焉，气化则能出焉。用白术以除湿，则气得周流而津生矣。

《药性论》云：白术忌桃、李、雀肉、菘菜、青鱼。

日华子云：止反胃呕逆，痃癖气块，山岚瘴气。

用东壁陈土炒者，窃东方生气以补脾。

奔豚恐其闭气，痈疽恶其生脓。哮喘误服，壅窒不已。

苍 术

《图经》云：苍术出汉中南郑，今茅山者为佳。

气温，味甘。

入足阳明、太阴经。

《象》云：主治同白术。若除上湿，发汗功最大。若补中焦，除湿，力小于白术也。

《衍义》云：其长大如大拇指，肥实，皮色褐，气味辛烈。须米泔浸洗，再换泔浸二日，去上粗皮。

东垣云：入足阳明、太阴。能健①胃安脾。

《本草》不言苍白，其苍术别有雄壮上行之气，能除湿，下安太阴，使邪气不内传于太阴也。以其经泔浸、火炒，故能发汗，与白术止汗特异，用者不可以此代彼，盖苍白有止发之异也。

丹溪云：苍术治上中下湿痰，俱可用之。

---

① 健：原作"建"。据《汤液本草》"苍术"条改。

《抱朴子·内篇》曰：南阳文氏，值乱逃壶山中，饥困欲死。有一人教之食术，遂不饥。数十年乃还乡里，颜色更少，气力转胜。故术亦名山精。《神农药经》云：必欲长生，常服山精。正术之谓欤！

《圣惠方》：治雀目，不计时月，用苍术二两为末，每用一钱，以青羊肝一个，用竹刀挑破，擦药在内，麻绳缠定，以粟米泔水一大碗煮熟，先熏眼，热气尽，即吃之，妙。

甘草

陶隐居云：河西、上郡不复通市。今出蜀汉中，悉从汶上诸夷中来。坚实、紫黄色者是抱罕地者，最佳。

气平，味甘，阳也。无毒。

入足厥阴经、太阴经、少阴经。

《象》云：生用大泻热火，炙之则温，能补上焦、中焦、下焦元气。和诸药，相协而不争。性缓，善解诸急，故名国老。去皮用。甘草梢子生用为君，去茎中痛，或加苦楝、酒煮玄胡索为主，尤妙。

《心》云：热药用之缓其热，寒药用之缓其寒，经曰甘以缓之。阳不足，补之以甘，中满禁用，寒热皆用，调和药性，使不相悖。炙之散表寒，除邪热，去咽痛，除热，缓正气，缓阴血，润肺。

《珍》云：养血补胃。梢子，去肾中之痛。胸中积热，非梢子不能除。节，消肿导毒。

《本草》云：主五脏六腑寒热邪气，坚筋[①]骨，长肌肉，倍

① 筋：原作"肌"。据《证类本草》"甘草"条改。

力。金疮𤵜，解毒，温中下气。烦满短气，伤脏咳嗽，止渴，通经脉，利血气，解百药毒。为九土之精。

《药性论》云：君。忌猪肉。

《内经》曰：脾欲缓，急食甘以缓之。甘以补脾，能缓之也，故汤液用此以建中。又曰甘者令人中满，又曰中满者勿食甘，则知非中满之药也，甘入脾，归其所喜故也。或问：附子理中汤、调胃承气汤，皆用甘草者，如何是调和之意？曰：附子理中用甘草者，恐其大僭也。调胃承气用甘草者，恐其速下也。二药用之，非调和也，皆缓之也。小柴胡汤用柴胡、黄芩之寒，人参、半夏之温，其中用甘草者，即有调和之意。凤髓丹用甘草者，缓肾湿而生元气，亦甘补之意也。经曰：以甘补之，以甘缓之，以甘泻之。《本草》云：治七十二种石毒，一千二百般草木毒，调和诸药有功，故名国老。虽非君而为君所宗，所以安和草石而解诸毒也。于此可见调和之意者。夫五味之用，苦直行而泻，辛横行而散，酸束而收敛，咸止而软坚，甘上行而发，如何《本草》言下气？盖甘之味，有升降浮沉，可上可下，可内可外，有和有缓，有补有泻，居中之道尽矣。入足太阴、足厥阴、足少阴三经，能治肺痿之脓血。若作吐剂，能消五发之痈疽。每用甘草二两，水三碗，慢火熬至半碗，去滓服之，消疮肿，与黄芪同功。黄芪亦能消诸肿痈疽，修治之法与甘草同。

丹溪云：生甘草大缓诸火邪，下焦药宜少用，恐太缓不能自达。

《本草》又云：术、干漆、苦参为之使，恶远志，反大戟、芫花、甘遂、海藻四物。夫甘草与大戟、芫花、甘遂、海藻相反，而仲景十枣汤治水肿痰癖，东垣溃坚汤治项下结核，丹溪莲心散治瘰疬，并皆有犯，乃不为害，何也？因病势已拙，非翻江倒海之药，不能拨乱反正，犹人参与藜芦相反，古方用以吐顽痰同义。此相反之中，自有相成之妙，必深于医者，始足以语此。

好古云：谓不满而用炙草，为之补；满而用生草，为之泻。能引诸药直至满所，经曰以甘泻之是也，人所不知。头，入吐药有功。梢，达肾清相火，赵戢峰用以代黄柏、知母，甚妙。

雷公云：凡使，去头尾三寸许，酒浸，炙，去皮。

《外台秘要》云：救急消瘦，甘草三两，炙，每日以小便煮三四沸，顿服之良。

麻　黄

《图经》云：麻黄生晋地及河东，以荥阳、中牟者为佳。

气温，味苦，甘而苦，气味俱薄，阳也，升也。甘热，纯阳。无毒。

手太阴之剂，入足太阳经，走手少阴经、阳明经药。

《本草》云：主中风伤寒头痛，温疟，发表出汗，去邪热气，止厥逆上气，除寒热，破癥坚积聚。

《本草》又云：厚朴为之使，恶辛夷、石韦。去节煮三二沸，去上沫，否则令人心烦闷。

洁古云：麻黄发太阳、少阴经汗，入手太阴。

《主治秘诀》云：性温，味甘辛，气味俱薄，轻清而浮，升阳也。其用有四：去寒邪，一也；肺经本药，二也；发散风寒，三也；去皮肤寒湿及风，四也；泄卫中实，去荣中寒。又云：麻黄，苦为在地之阴，阴当下血，何谓发汗而升上？经云：味之薄者，乃阴中之阳。所以麻黄发汗而升上，亦不离乎阴之体，故入手太阴也。

东垣云：去表上之寒邪，甘缓热，去节用，以解少阴经之寒，散表寒，散烦热。又云：麻黄主中风伤寒头痛，发表出汗，通九窍，开毛孔，治咳逆上气。

海藏云：麻黄入足太阳、手太阴，能泄卫实而发汗，及伤寒无汗咳嗽。夫麻黄治卫实之药，桂枝治卫虚之药。桂枝、麻黄，虽为太阳①经药，其实荣卫药也。以其在太阳地分，故曰太阳也。本②病者，即荣卫。肺主卫，心主荣。卫为气，荣为血，乃肺心所主，故麻黄为手太阴之剂，桂枝为手少阴之剂。故伤寒伤风而咳者，用麻黄、桂枝，即汤液之源也。

按：麻黄轻可去实，为发散第一药，惟在表真有寒邪者宜之。或无寒邪，或寒邪在里，或饮食劳倦，或阴虚困惫，或伤风有汗等症，虽发热恶寒，其不头疼身疼而拘急，六脉不浮紧者，皆不可用。虽可汗之症，亦不宜多服。汗乃心之液，若不可汗而汗，与可汗而过汗，则心血为之动矣。或亡阳，或血溢，而成大患，可不畏哉！丹溪以麻黄、人参同用，良有深心。

禹锡云：麻黄散遍身毒风，皮肉不仁，温疟瘟疫。根节能止汗。

白　芷

《本草》云：白芷生河东川谷。

气温，味大辛，纯阳，无毒。气味俱轻，阳也。

---

① 阳：原作"阴"。据《汤液本草》"麻黄"条改。
② 本：原作"太"。据《汤液本草》"麻黄"条改。

阳明经引经药，手阳明经本经药。行足阳明经，于升麻汤四味内加之。

《本草》云：主女子漏下赤白，血闭阴肿寒热，风头风①侵目泪出，长肌肤，润泽，可作面脂。疗风邪，久渴吐呕，两胁满，风痛头眩目痒。

日华子云：补胎漏滑落，破宿血，补新血，乳痈发背，一切疮疖，排脓止血生肌，去面䵟疵瘢，明目。其气芳香，治正阳阳明头痛。与辛夷、细辛同用，治鼻病。内托用此长肌肉，则阳明可知矣。又云：当归为之使，恶旋覆花。

东垣云：白芷味辛纯阳，治风邪，止渴、呕吐，头风侵目泪出，头眩目痒。治目赤胬肉，排脓，治疮痍疥癣，长肌肉，散阳明经之风。又云：通行手、足阳明经，又为手太阴之引经。

《主治秘诀》云：性温，味辛，气味俱轻，阳也，阳明行经之药。治阳明经头痛在额，及治风通用。去肺经风热，头面皮肤燥痒。其色白，味辛，行手阳明庚金。性温气厚，行足阳明戊土。芳香上达，入手太阴辛金。肺者庚之弟，戊之子也。故所主之病，不离三经。

按：白芷，燥能耗血，散能损气。中病即止，不宜久用。

芍 药

气微寒，味酸而苦，气薄味厚，阴也，降也，阴中之阳。有小毒。

入手足太阴经。

《本草》云：主邪气腹痛，除血痹，破坚积，寒热疝瘕，

① 风：《证类本草》"白芷"条无此字，疑衍。

止痛，利小便，益气，通顺血脉，缓中，散恶血，逐贼血，去水气，利膀胱。没药、乌药、雷丸为之使。

《本草》又云：恶石斛、芒硝，畏硝石、鳖甲、小蓟，反藜芦。

成聊摄云：芍药白补而赤泻，白补而赤散也。又云：芍药之酸，收敛津液而益荣。又云：正气虚弱，收而行之，芍药之酸，以收正气。又云：酸收也，泄也。芍药之酸，收阴气而泄邪气。又云：肺燥气热，以酸收之，以甘缓之。芍药之酸，以收逆气。

洁古云：白芍药，补中焦之药。炙甘草为辅，治腹中痛。如夏月腹痛，少加黄芩；恶热而痛，加黄柏；若恶寒腹痛，加肉桂一分，白芍药二分，炙甘草一分半。此仲景神品药也。如寒月大寒腹痛，加桂一钱半，水二盏，煎一盏服。

《主治秘诀》云：性寒，味酸，气厚味薄，升而微降，阳中阴也。其用有六：安脾经，一也；治腹痛，二也；收胃气，三也；止泻痢，四也；和血脉，五也；固腠理，六也。白补赤散，泻肝补脾。酒浸引经，止中部腹痛。去皮用。

东垣云：芍药味酸而苦，微寒，气薄味厚，阴也，降也。收脾经之阴气，能除腹痛，酸以收之，扶阳而收阴气，泄邪气，扶阴。与枣、生姜同用，以温经散湿，通塞，利腹中痛。胃[①]气不通，肺燥气热，酸收甘缓，下利必用之药也。经云肺欲收，以白芍药之酸收之。

海藏云：《衍义》言芍药全用根，其品亦多，须用花红而单叶、山中者为佳。花叶多则根虚，然其根亦多赤色，其味涩，

---

① 胃：原作"谓"。据《汤液本草》"芍药"条改。

若有色白粗肥者益好，余如经。然血虚寒人，禁此一物。古人有言，减芍药以避中寒，诚不可忽。今见花赤者为赤芍药，花白者为白芍药，俗云白补而赤泻。东垣云：但涩者为上。或问：古今方论以涩为收，今《本经》言利小便，何谓也？东垣曰：芍药能停诸湿而益津液，使小便自行，非通利之也。又肾主大小二便，以此益阴滋湿，故小便通也。又问：缓中何谓？曰：损其肝者，缓其中，即调血也。又问：当用何药？曰：当用四物汤。其内有芍药故也。赤者利小便、下气；白者止痛散血。入手足太阴。大抵酸涩者，为收敛停湿之剂，故主手足太阴。收降之体，又能至[①]血海而入九地之下，复至厥阴也。后人用赤泻白补者，以其色在西方，故补；在南方，故泻也。

丹溪云：白芍药酒浸炒，与白术同用则补脾，与川芎同用补肝，与人参、白术同用，则补气。治腹中痛，下利者必炒，后重者不炒。惟治血虚腹痛，诸腹痛皆不可。治产后勿用，以酸寒伐生生之气也。

按： 芍药平肝木以培血海，盖损其肝者缓其中，非本功有补也。产后禁用，岂非泻肝之故耶？议补虚者审之！

日华子云：白芍治女子一切病，并胎前产后诸疾。通月水，退热除烦，血晕头痛，肠风泻血。海盐、杭越者俱好。

木　通

气平，味甘。甘而淡，性平味薄，阳也。无毒。

《本草》云：除脾胃寒热。入心胞络、小肠、膀胱三经。色白而细者佳。

---

① 至：原作"治"。据《汤液本草》"芍药"条改。

经曰：通九窍，去恶虫。

隐居曰：脾疸，心烦，出音，治聋，散肿，堕胎。

甄权曰：治五淋，利小便，开关格，治多睡。

《大明》曰：排脓破血，止痛催生，通经下乳。

东垣曰：利小便，与琥珀同功。泻小肠，无它药可比。甘淡能助西方秋气下降，专泻气滞。肺受热邪，气化之源绝，则寒水断流，宜此治之。

时珍曰：泄火则肺不受邪，能通水道则湿热皆去。导赤散用之，亦泻南补北、扶西抑东之意。

按：君火为邪，宜用木通；相火为邪，宜用泽泻。利水虽同，用各有别。

《赋》云：木通泻小肠火积而不散，利小便热闭而不通。

灯心草

洁古云：气平，味甘。通阴窍涩不利，利小便，除水肿、癃闭、五淋。

《主治秘诀》云：辛甘，阳也，泻肺。灯心属土，火烧为灰，取少许吹喉中，治急喉痹甚捷。

小儿夜啼，亦用灯心烧灰，涂乳上与吃。

灯心治诸虫入耳，挑不出，以灯心浸油，钓出虫。

人家点灯，俱煮过者，须求生者入药为妙。罐藏冰片，多加灯草，分两不耗。

藁 本

《图经》云：藁本，今西川、兖州、杭州有之。叶似白芷香。畏青葙子。治一百六十种恶风。

气温，味大辛。苦，微温，气厚味薄，阳也，升也，纯阳。无毒。

太阳经本经药，引诸药上至巅顶。

《本草》云：主妇人疝瘕，阴中寒、肿痛，腹中急；除风头痛，长肌肤，悦颜色，辟雾露，润泽，疗风邪亸曳，金疮。作沐药、面脂。实，主流风四肢。恶蔄茹。

《象》云：太阳经风药，治寒邪结郁于本经。治头痛脑痛，大寒犯脑，令人脑痛，齿亦痛。

《心》云：专治太阳头痛，其气雄壮。

《主治秘诀》云：味苦，性微温，气厚味薄而升，阳也。太阳头痛必用之药，足太阳本经药也。顶巅痛，非此不能除。

东垣云：通行手足太阳经，治风通用。又云：治头面及遍身皮肤风湿。

海藏云：此与木香同治雾露之气，与白芷同作面脂药。仲景云：清明以前，立秋以后，凡中雾露之气，皆为伤寒。又云：清邪中于上焦，皆雾露之气，神术白术汤内加木香、藁本，择其可而用之。此既治风，又治湿，亦各从其类也。

陶隐居云：近以芎䓖根须乱藁本，大失真。

桔　梗

陶隐居云：桔梗，近道处处有之。叶名隐忍。

气微温，味辛苦，阳中之阳。味厚气轻，阳中之阴也。有小毒。

入足少阴经，入手太阴脉经药。

《心》云：利嗌咽胸膈之气，以其色白，故属肺。辛甘、微温，治寒呕。若咽中痛，桔梗散之也。

《本草》云：主胸胁痛如刀刺，腹满，肠鸣幽幽，惊恐悸气。利五脏肠胃，补血气，除寒热风痹，温中消谷。疗咽喉痛，下蛊毒。

《本草》又云：节皮为之使，得牡蛎、远志疗恚怒，得硝石、石膏疗伤寒，畏白及、龙眼、龙胆。

《主治秘诀》云：味辛苦，微温，味厚气薄，阳中阴也。肺经之引药。辛苦微温，乃散寒呕。若咽中痛，非此不能除。阳中之阳，谓之舟楫。诸药中有此一味，不能下沉。治鼻塞，去芦，米泔浸一宿，焙干用。

东垣云：桔梗性凉，味甘苦，味厚气薄，浮而升，阳也。其用有五：利胸膈、咽喉气壅及痛，一也；破滞气及积块，二也；肺部风热，三也；清利头目，四也；利窍，五也。

海藏云：入手太阴、足少阳经。

易老言：桔梗与国老并行，同为舟楫之剂。如用将军苦泻峻下之药，欲引至胸中至高之分，成功非此辛甘不居。譬如铁石入江，非舟楫不载，故用辛甘之剂以升之也。

《衍义》云：治肺热气奔促，咳逆，肺痈排脓。干咳乃痰火郁在肺中，痢疾腹痛乃肺金之气郁在大肠，均宜桔梗开之。此药能开提气血，故郁症中宜用也。

《集验方》云：桔梗治肺痈圣药。

牡丹皮

萧炳云：今出台州者佳。白补赤利。

气寒，味苦辛，阴中微阳。辛苦，微寒，无毒。

手厥阴经，足少阴经。

《象》云：治肠胃①积血及衄血吐血必用之药。

《珍》云：凉骨蒸。

《本草》云：主寒热，中风，瘛疭痉，惊痫邪气；除癥坚瘀血留舍肠胃。安五脏，疗痈疮，除时气头痛客热，五劳之气，腰痛，风噤，癫疾。

易老云：治神志不足。神不足者手少阴②，志不足者足少阴，故仲景八味丸用之。牡丹乃天地之精，群花之首，叶为阳，发生；花为阴，成实；丹为赤，即火，故能泻阴中之火。牡丹皮，手厥阴、足少阴，治无汗骨蒸。地骨皮，足少阴、手少阳，治有汗骨蒸也。

时珍曰：和血、生血、凉血，古方惟以此治相火，故肾气丸用之。后人专用黄柏，不知丹皮之功更胜也。千载秘奥，人所不知。

按：丹皮清火开郁，则阴血既不受火燥，又不患阻滞，推陈致新，有殊功矣。

日华子云：牡丹皮忌蒜，畏菟丝子。

除结气，破瘀血，通经脉，下胞胎，调产后冷热血气攻作，补心肾而消肿痛。

黄 连

《药性论》云：黄连出宣州者绝佳。恶白僵蚕、冷水，忌猪肉。杀小儿疳虫，点赤眼昏痛，镇肝，去热毒疮痍。

《唐本》注云：江东者节如连珠，疗痢大善。

---

① 胃：原脱。据《汤液本草》"牡丹皮"条改。

② 阴：原作"阳"。据《汤液本草》"牡丹皮"条改。

气寒，味苦，味厚气薄，阴中阳也，升也。无毒。

入手少阴经。

《本草》云：主热气目痛，眦伤泣出，明目；肠澼腹痛下痢，妇人阴中肿痛，五脏冷热，久下泄澼脓血，止消渴，大惊，除水利骨，调胃厚肠，益胆，疗口疮。久服令人不忘。酒炒则上行，姜汁炒，辛散冲热有功。

《本草》又云：龙骨、理石、黄芩为之使，恶菊花、芫花、玄参、白鲜皮，畏款冬花，胜乌头，解巴豆毒。

成聊摄云：苦入心，寒除热，大黄、黄连之苦，以导泻心下之虚热。又云：上热者，泄之以苦，黄连之苦以降阳。又云：蛔得甘则动，得苦则安，黄连、黄柏之苦以安蛔。

洁古云：泻心火，除脾胃中湿热，治烦燥恶心，郁热在中焦，兀兀欲吐。味苦，气味俱厚，可升可降，阴中阳也。其用有五：泻心热，一也；去中焦火，二也；诸疮必用，三也；去风湿，四也；赤眼暴发，五也。又云：去中焦湿与热，用黄连，泻心火故也。眼痛不可忍者，用黄连、当归根，酒浸煎服。宿食不消者，用黄连、枳实。

海藏云：入手少阴经。性苦燥，故入心，火就燥也。虽然泻心，其实泻脾也。为子能令母实，实则泻其子。凡治血病，防风为上使，黄连为中使，地榆为下使也。

一方令小儿终身不发斑疮：煎黄连一口，儿初生未出声时，灌之，大验。已出声时灌之者，斑虽发亦轻。

古方以黄连治痢，苦燥之义也。今人但见渗泄，便即用之，不顾寒热，惟欲尽剂，多致危困。若气实初病，热多血痢者宜之。虚者慎勿轻用。

韩𢘤曰：黄连生用为君，佐以官桂少许，能使心肾交于顷刻。

士瀛曰：去心窍恶血。

时珍曰：古方治痢用黄连、木香，水火散用黄连、干姜，左金丸用黄连、吴茱萸，姜黄散用黄连、生姜，口疮方用黄连、细辛，皆是一冷一热，寒因热用，热因寒用，阴阳相济，最得制方之妙，所以有成功而无偏胜也。

按：黄连大苦大寒之药，用之降火燥湿，中病即止，岂可久服，使肃杀之令常行，而伐冲和之气乎？《素问》曰：五味入胃，各归所喜攻。久而增气，物化之常。气增而久，夭之由也。王冰注云：增味益气，久服黄连，反热从火化。秦观《与乔希圣书》云：闻公眼疾，饵黄连不已。医经有久服黄连反热之说。此虽大寒，其味至苦，久而不已，心火偏胜，是以火救火，其可乎？我明荆端王[1]，素多火病。医令服黄连，饵至数年，其火愈炽，遂至丧明。呜呼！此惟不达《素问》之旨耳！

宋[2]王微《黄连赞》：黄连味苦，左右相因。断凉涤暑，阐命轻身。缙云昔御，飞跸上汶。不行而至，吾闻其人。

陈藏器云：黄连主羸瘦气急。

治诸火邪，各依制炒。火在上，炒以醇酒；火在下，炒以童便。实火朴硝，虚火醯醋。痰火姜汁，伏火盐酒。气滞火，同吴茱萸；血瘕火，拌干漆末。食积作泻，可用陈壁土炒之；肝胆火盛欲吐，必求猪胆汁炒。若治赤眼，人乳浸蒸，或点或吞，立能劫痛。香连丸，广木香和掺，为腹痛下痢要药；茱连

---

① 荆端王：朱厚烇（1493—1553），明代第五代荆王，赐谥号端，史称荆端王。

② 宋：王微，南朝刘宋人，《宋书》有传，疑作者误记。

丸，吴茱萸佐助，乃吞酸吐水神方。止消渴，便多单研，蜜丸亦效。佐桂、蜜煎服，使心肾顿交于顷刻。小儿食土成疳，大人调胃厚肠，镇肝凉血。巴头可解[①]。

大　黄

日华子云：大黄生河西、陇西，今以蜀川锦纹者佳。敷一切疮疖痈毒。

气寒，味甘。大寒，味极厚，阴也，降也。无毒。

入手足阳明经。酒浸入太阳经，酒浸入阳明经。余经不用酒，有毒。入脾、胃、大肠、心胞络五经。黄芩为使，忌冷水，恶干漆。出庄浪，锦纹者佳。

《本草》云：主下瘀血血闭，寒热，破癥瘕积聚，留饮宿食，荡涤肠胃，推陈致新，通利水谷，调中化食，安和五脏，平胃下气，除痰实，肠间结热，心腹胀满，女子寒血闭胀，小腹痛，诸老血留结。

成聊摄云：大黄谓之将军，以苦荡涤。又云：宜下，必以苦，大黄之苦寒，以下瘀热。又云：肠燥胃强，以苦泄之，大黄、枳实之苦，下燥结而泄胃强也。

洁古云：大黄之性，走而不守，泻诸湿热，大肠不通，荡涤肠胃间热，专治不大便。

《主治秘诀》云：性寒味苦，气味俱厚，沉而降，阴也。其用有四：去湿热，一也；除下焦湿，二也；推陈致新，三也；消宿食，四也。用之酒浸，煨熟，寒因热用也。又云：味苦，

---

① 巴头可解：《证类本草》"黄连"条有"解巴豆毒"。此云"巴头可解"，疑误。

纯阴。热淫所胜，以苦泄之。又云：腹中实热者，用大黄、芒硝。又云：大黄，苦味之厚者，乃阴中之阴，故经云泄下。

海藏云：味苦寒，阴中之阴也。下泄，推陈致新，去陈垢而安五脏，谓如戡定祸乱以致太平无异，所以有将军之名。入手、足阳明经，以酒引之，上至高巅；以舟楫载之，可浮胸中。本苦泄之性峻至于下，以酒将之，可至至高之分。若物在高巅，人迹不及之处，必射以取之也。故太阳阳明、正阳阳明，承气汤俱用酒浸，惟少阳阳明为下经，故小承气汤不用酒浸也。杂症方有生用者，有用面裹蒸熟者，其制不一。

《衍义》云：仲景治心气不足，吐血衄血，泻心汤用大黄、黄芩、黄连。或云：心气不足矣，而不用补心汤，更用泻心汤，何也？答曰：心气独不足，则不当吐衄也。此乃邪热，因不足以客之，故吐衄。以苦泄其热，就以苦补其心，盖两全之。有此症者，用之无不效。量虚实而用之。

丹溪云：大黄属水与火，苦寒而善泄。仲景用之，以治心气不足而吐衄血者，名曰泻心汤。正是因少阴经之阴气不足，本经之阳气亢甚，无所辅着，以致阴血妄行而飞越，故用大黄泄去亢甚之火，使之和平，则血归经而自安矣。夫心之阴气不足，非一日矣。肺与肝俱各受火而病作，故以黄芩救肺，黄连救肝。盖肺者阴之主，肝者心之母，血之舍也。肺肝之火既退，阴血自复其旧矣。《衍义》不与明说，而曰热因不足而客之，何以明仲景之意、开后人之盲聩乎？

时珍曰：下痢里急腹痛，黄疸，诸火疮，大黄乃血分之药，病在血者宜之。若在气分，是谓诛伐无过矣。仲景泻心汤，治心气不足吐衄血者，乃心气不足，而脾、胃、肝经络之邪火有余也。又心下痞满，按之软者，大黄黄连泻心汤主之。亦泻脾胃湿热，非泻心也。病发于阴，而反下之则痞满，乃营血邪气，乘虚结于上焦。胃之上脘在于心，故曰"泻心实泻脾"也。病发于阳，而反下之则结胸，乃热邪陷入血分，亦在上脘，大陷胸汤丸皆用大黄，亦泻脾胃血分之邪也。若结胸在气分，只用小陷胸汤。痞满在气分，只用半夏泻心汤矣。

按：大黄推荡，有斩关夺门之雄，如戡定祸乱以致太平，故有将军之号。仲景百劳丸、䗪虫丸，皆用大黄，盖因浊阴不降则清阳不升，瘀血不去则新血不生之义也。古人了然于气血升降之故，故用之不以为奇，非揣摩之私，以生命为侥幸耳！

泽泻

《图经》云：泽泻生汝南，今山东、河、陕有之，以中者为佳。

气平，味甘。甘咸寒，味厚，阴也，降也，阴中微阳。

入手太阳经、少阴经。

《本草》云：治风寒湿痹，乳难，消水，养五脏，益气力，肥健，补虚损、五劳，除五脏痞满，起阴气；止泄精，消渴，淋沥，逐膀胱三焦停水。去阴间汗。无此疾服之，令人目盲。

服泽泻散人，未有不小便多者。小便既多，肾气焉得复实？今人止泻精，多不敢用。

扁鹊云：多服病人眼。

《衍义》云：其功长于行水。

洁古曰：入肾经，去旧水，养新水，止渴除湿圣药。

东垣曰：去�中留垢，心下水痞。

宗奭曰：八味丸用之，引诸药归肾。

好古曰：经云明目，扁鹊云昏目，何也？泻伏水，去留垢，故明；小便利，肾气虚，故昏。

王履曰：八味丸以地黄为君，余药佐之，补血兼补气，所谓阳旺则能生阴血也。八味皆肾气本药，不待泽泻接引而后至，盖取其泻肾邪，益气补虚，从于诸补之中，虽泻亦不泻矣。时珍曰：痰饮吐泻，疝痛脚气。又曰：古人用补药必兼泻邪，邪去则补药得力，专一于补，必至偏胜之害也。

按：泽泻有补有泻，肾经要药。今人为泻肾之说，每修地黄丸辄减之。不知清相①火，功一也；疏地黄之滞，功二也；令诸药无偏胜，功三也。不深察而概减之，宁识立方之旨耶？

《本草》云：泽泻畏海蛤、文蛤。

《素问》所谓身热解堕，汗出如浴，恶风少②气，名曰湿风，治之以泽泻。

地黄丸用之者，谓其能泻水以健脾，兼主肾经湿热之邪也。

瓜蒌根

《图经》云：瓜蒌根生洪农川谷山阴地，入土深者良。

味苦，气寒，无毒。白者佳。米泔水洗，去皮用。

主消渴，唇干口燥，身热烦满，退黄疸，通月水，续绝伤，消肿毒，下乳，补虚安中，利膈上热痰。子，主润肺宽中，下气定喘，能洗涤胸膈间痰垢，为治嗽圣药。

取子剥壳，用仁渗油。只一度，免人恶心。毋多次，失药润性。味甘补肺，性润下气，令垢涤郁开，故伤寒结胸必用。

---

① 相：原作"枳"。据文义改。
② 风少：原作"儿之"。据《素问·病能论》改。

天花粉

味苦，性寒，无毒。

入心、肺二经。枸杞为使，恶干姜，畏牛膝、干漆，反乌头。

经曰：消渴，身热烦满。

隐居曰：黄疸，短气，通月水。

《大明》曰：热狂时疾，通小肠，消肿毒，排脓生肌，消扑损瘀血。

时珍曰：味甘、微苦、酸，酸能生津，感召之理，故可止渴。微苦降火，甘不伤胃。昔人只言苦寒，似未深察。子名瓜蒌，主胸痹、肿毒。仁主吐血，肠风，润肺下气，止嗽消痰。

按：天花粉终是寒剂，能害土气，只可施于壮盛多火之人，涉虚者所禁也。亭林一叟，久苦痰火，植有瓜蒌，取根造粉，连服两月，恶食暴泻，卒至不救，其寒可知也。

天门冬

《药性论》云：天门冬生兖州、温州。主治肺痿生痈吐脓，除热通肾。

气寒，味微苦。苦而辛，气薄味厚，阴也。甘平，大寒，无毒。阳中之阴。

入手太阴经、足少阴经。

《象》云：保肺气，治血热侵肺，上喘气促，加人参、黄芪为主，用之神效。

《心》云：苦以泄滞血，甘以助元气，及治血妄行，此天门冬之功也。

《本草》云：主诸暴风湿偏痹[1]，强骨髓，杀三虫，去伏尸。保定肺气，去寒热，养肌肤，益气力，利小便。冷而能补。久服延年，多子孙，能行步，益气。荣卫枯涸，湿剂所以润之。二门冬、人参、北五味子、枸杞子，同为生脉之剂。此上焦独取寸口之意。

日华子云：贝母为使。镇心，润五脏，益皮肤，悦颜色。补五劳七伤，治肺气并嗽，消痰及风痹、热毒、游风、烦闷，吐血。去心用。

思邈曰：阳事不起。

时珍曰：天门冬清金降火，益水之源，故能下通肾气而滋补。若脾胃虚寒，单服久服，必病肠滑，反成痼疾。

按：天门冬，仙书极赞其御寒、辟谷、御女、延龄，虽未可尽信，亦已奇矣！盖肾主津液，燥则凝而为痰，得润剂则肺不苦燥而痰自化，治其本也。湿火之痰，半夏主之；燥热之痰，天门冬主之。二者易治，鲜不危困耳。

《本草》云：天门冬畏曾青，禁食鲤鱼。

同参、芪煎服而定虚喘，和姜、蜜熬膏，冬汁三碗，蜜一[2]碗，姜汁一酒杯，共和匀，熬膏，以破顽痰。虚热人用相宜，虚寒者切禁莫服。

麦门冬

《图经》云：麦门冬生函谷，今处处有之。

气寒，味微苦、甘。微寒，阳中微阴也。无毒。

---

① 痹：原作"脾"。据《汤液本草》"天门冬"条改。

② 一：原脱。据《本草蒙筌》"天门冬"条改。

入手太阴经。

《象》云：治肺中伏火，脉气欲绝，加五味子、人参，三味为生脉之剂，补肺中元气不足。

《珍》云：行经，酒浸。汤浸、去心，治经枯。

《心》云：补心气不足，及治血妄行，补心不足。

《本草》云：主心腹结气，伤中伤饱，胃络脉绝，羸瘦短气。身重目黄，心下支满，虚劳客热，口干燥渴，止呕吐，愈痿蹶，强阴益精，消谷调中，保神，定肺气，安五脏，令人肥健，美颜色，有子。地黄、车前子为之使，恶款冬花、苦瓠，畏苦参、青蘘。

《衍义》云：治肺热之功为多。其味苦，但专泄而不专收，寒多人禁服。

《珍》曰：火盛气壮之人相宜，气弱胃寒者不可饵也。

按：麦门冬，气薄主升，味厚为阴，与天门冬功用相仿，力稍逊之。赵继宗谓其种种功效，必有君而有使也，不然则独行无功。

日华子云：治五劳七伤，安魂定魄，止渴，肥人，时疾热狂，头疼喘嗽。

治肺伏火邪，及肺痿脓血腥臭，补心劳伤损，并心血错经妄行，止燥渴。阴得其养，补虚劳，热不能侵。二门冬俱治痰火之药，麦冬清心降火，使肺不受贼邪，故止咳立效；天冬复走肾经，滋肾助元，令肺得全其母气，故消痰殊切。盖痰系津液凝成，肾司津液者也。燥盛则凝，润多则化。天冬润剂，且复走肾，津液纵凝，亦能化解。麦冬虽润，走经则殊。故上而止咳，必用麦冬；下而消痰，必让天冬耳。盖痰之标在脾，痰之本在肾。又半夏能治痰之标，不能治痰之本。以此观之，则天冬性治痰之本，不能治痰之标。非但与麦冬殊，亦与半夏异也。

秦 艽

《图经》云：秦艽生飞乌山[①]谷。黄白色为佳。治小便难，腹胀满。

气微温，味苦辛，阴中微阳。

手阳明经药，入大肠、胃二经。菖蒲为使，畏牛乳。左纹者良。

经曰：寒湿风痹，肢节痛，利小便。

隐居曰：疗风病通身挛急。

《大明》曰：传尸骨蒸，疳气，时气。

甄权曰：黄疸，酒毒，头风。

洁古曰：手足不遂，口噤牙疼，肠风泻血，养血荣筋。

按：秦艽，手足阳明经药也，兼入肝胆，故手足不遂、黄疸症需之，取其去阳明湿热也。

《珍》云：去手阳明经下牙疼，口疮痛。

天 麻_{苗名赤箭}

日华子云：天麻生郓州。味甘，暖。助元气，补五劳七伤，通血脉，开关窍，服无忌。

气平，味苦，无毒。

《象》云：治头风，入肝经。湿纸裹，煨熟，酒浸，焙干。

《本草》云：主诸风湿痹，四肢拘挛，小儿风痫惊气，利

---

① 山：原脱。据《证类本草》"秦艽"条补。

腰膝，强筋力。其苗名定风草。

东垣曰：肝虚者，天麻补之。疗风热头痛，小儿风痫惊悸，麻痹不仁，语言不遂。

按：罗天益云，眼黑头旋，风虚内作，非此不治。为风家神药。《素问》曰：诸风掉眩，皆属于木①。天麻独入厥阴，故多功于风也。

凡使勿误用御风草，与天麻相似，误服则令人有肠结之患。戒之！慎之！

赤箭，谨按：今医家见用天麻，即是此赤箭根，今《本草》别是一物。古方用天麻者，不用赤箭；用赤箭者，即无天麻。方中诸药皆同。天麻、赤箭，本为一物。今所用不相远，然赤箭则言苗，用之有自表入里之功；天麻则言根②，用之有自内达外之理。根则抽苗，径直而上；苗则结子，成熟而落，从干中而下，至土而生，似此粗可识其外内主治之理。

五味子

陶隐居云：五味子，高丽为第一，多肉而酸甜。

气温，味酸，阴中阳。微苦，味厚气轻，阴中微阳。无毒。入手太阴经，入足少阴经。

《象》云：大益五脏。

苁蓉为使，恶葳蕤，胜乌头。北产黑色者佳。嗽药生用，补药熟用。

经曰：益气，咳逆上气，劳伤赢瘦，强阴益精。

---

① 木：疑误。《素问·至真要大论》作"肝"。
② 根：原作"功"。据《本草衍义补遗》"天麻"条改。

隐居曰：养五脏，除热生肌。

《大明》曰：明目，暖水脏，壮筋骨，反胃，霍乱转筋，疝癖，奔豚，冷气，水肿胀，解酒毒，壮筋骨。五味皮甘肉酸，核中辛苦，都有咸味，故名五味子。仲景八味丸用此，为肾气丸，述类象形也。收肺气，补气不足，酸以收逆气。肺寒气逆，则此药与干姜同用治之。又云：性温味酸，气薄味厚，可升可降，阴中阳也。其用有六：收散气，一也；止嗽，二也；补元气不足，三也；止泻痢，四也；生津液，五也；止渴，六也。孙真人云：五月常服五味子，以补五脏气。遇夏月季夏之间，困乏无力，无气以动，与黄芪、人参、麦门冬，少加黄柏煎汤服，使人精神顿加，两足筋力涌出。生用。

夏月火旺水涸，金受火克，所以宜用五味子，滋肾水以养肺金。

孙真人云：六月常服五味子，以益肺金之气，在上则滋源，在下则补肾。垣曰：治泻痢，收耗散之气。瞳子散大乃火热，必用之药。有外邪者，不可骤用，必先散而后用之。好古曰：壮水镇阳。

丹溪云：五味子属水，而有木与金火，能收肺气，宜其有补肾之功。收肺气非除热乎？补肾非暖水脏乎？乃火嗽必用之药。寇氏所谓食之多虚热者，盖收补之骤也，何惑之有？黄昏嗽乃火浮入肺，宜五味敛而降之。

按：五味子，五味咸备，故五脏皆入，殊有补益之功，尤为肺肾要药。今人不敢轻用者，只为《衍义》虚热之说耳。东垣、丹溪已辨于前矣。学者须审而尽其长，毋令有奇不展也。

《药性论》云：下气止呕，补诸虚劳，五味子之专也。

风寒咳嗽，南五味为奇；虚损劳伤，北五味最妙。

皮甘，肉酸，核中辛苦，俱兼咸味，故名五味子。《本经》只云酸者，木为五行长也。

山　药

《本草》云：山药生嵩高山谷，今近道处处有之。大白者佳。

气温，味甘，平，无毒。

手太阴经药。

《本草》云：主补中益气，除热强阴。主头面游风，风头眼眩，下气，充①五脏，长肌肉，久服耳目聪明，轻身耐老。紫芝为之使，恶甘遂。

东垣云：仲景八味丸用干山药，以其凉而能补也，亦治皮肤干燥，以此物润之。

丹溪云：山药属土，而有金与水火，补阳气，生者能消肿硬。经云：虚之所在，邪必凑之；着而不去，其病为实。非肿硬之谓乎？故补其气，则留滞自不容于不行矣。

日华子云：助五脏，强筋骨，治下焦虚冷，小便涩数，瘦损无力，泄精健忘。

薏苡仁

《图经》云：薏苡仁，生真定平泽。

气微寒，味甘，无毒。

《本草》云：主筋急拘挛，不可屈伸，风湿痹，下气。除

---

① 充：原作"克"。据《证类本草》"薯蓣"条改。

筋骨邪气不仁，利肠胃，消水肿，令人能食。久服轻身益气。其根能下三虫。仲景治风湿燥痛[①]，日晡所剧者，与麻黄杏子薏苡仁汤。

权曰：肺痿咳嗽，肿毒。

孟诜曰：去干湿脚气。

时珍曰：苡仁属土，故能健脾。虚则补其母，故肺病用之。筋骨之病，以治阳明为本，故筋痹者用之。土能胜水除湿，故泄痢、水肿者用之。

按：苡仁总理湿热，故受热使人筋挛，受湿使人筋缓者可用。若受寒使人筋急者忌之。

丹溪云：寒则筋急，热则筋缩，急因于坚强，缩因于短促，若受湿则弛，弛因于宽长，然寒与热未尝不挟湿。三者皆因于湿，然外湿非内湿有以启之，不能成致湿之病。盖因酒面为多，而鱼与肉继以成之。若甘滑、陈久、烧炙、香辛、干硬之物，皆致湿之因也。戒之慎之！丹溪先生详矣。又若《素问》言因寒则筋急，不可更用此也。凡用之，须倍于他药。此物力势和缓，须倍用即见效。皆受寒使人筋急，受热使人筋挛。若但热而不曾受寒，亦能使人筋缓，受湿则又引长无力也。

陈藏器云：主消渴，杀蛔虫。治肺痿、肺痈。能堕胎。

萎蕤

气平，味甘，无毒。

《本草》云：主中风暴热，不能动摇。跌筋结肉，诸不足，

---

① 燥痛：《证类本草》"薏苡仁"条作"身烦疼"。

心腹结气，虚热湿毒腰痛，茎中寒，及目痛眦烂泪出。久服去面黑䵟。

《心》云：润肺除热。

萧炳云：萎蕤补中益气。

《本草》云：萎蕤畏卤碱。

茵陈蒿 叶落茎梗不凋，至春复发旧枝，故名

陶隐居云：今处处有。茵陈五月采，用叶有八角者佳。

气微寒，味苦，平，阴中微阳。无毒。

入足太阳经。

《象》云：除烦热，主风湿热邪结于内。去枝梗，用叶。

《本草》云：治风湿寒热，邪气热结，黄疸通身发黄，小便不利，除头热，去伏瘕。入足太阳。

仲景云：茵陈栀子大黄汤，治湿热也。栀子柏[①]皮汤，治燥热也。如苗涝则湿黄，苗旱则燥黄，湿则泻之，燥则润之可也。此二药治阳黄也。韩祗和、李思训治阴黄，茵陈附子汤。大抵以茵陈为君主，佐以大黄、附子，各随其寒热也。

《珍》云：治伤寒发黄。

日华子云：茵陈治热狂头痛，天行时疾，风热瘴疟。

玄　参

《本草》云：玄参生河间，黑者佳。

气寒，味苦咸，无毒。

《本草》云：主腹中寒热积聚，女子产乳余疾，补肾气，

---

① 柏：原作"橘"。据《汤液本草》"茵陈蒿"条改。

令人目明。主暴中风，伤寒身热支满，狂邪忽忽不知人，温疟洒洒，血瘕，下寒血，除胸中气，下水，止烦渴。

洁古云：气寒味苦，治心中懊憹，烦而不得眠，心神颠倒欲绝，血滞小便不利。

东垣云：足少阴肾经君药也，治本经须用。

《本草》云：玄参恶黄芪、干姜、大枣、山茱萸，反藜芦。

海藏云：易老言玄参乃枢机之剂，管领诸气，上下肃清而不浊，风药中多用之。故《活人》治伤寒阳毒，用玄参升麻汤，治汗吐下后毒不散，即知肃清枢机之剂。以此论之，治空中氤氲之气、无根之火，以玄参为圣药。

《珍》曰：利咽喉，通小便血滞。

按： 玄参色黑味咸，故为少阴要药，而上部多用之者，何也？夫水不胜火，亢而僭上，宜壮水之主，以制阳光，故耳①清火而不伤真气，胜黄柏、知母远甚。滋阴者其先之。

禹锡云：玄参散瘿瘤瘰疬。

木 香

萧炳云：木香，今永昌不复贡，惟广州舶上有来者，形如枯骨者佳。

气热，味辛苦，纯阳。味厚于气，阴中阳也。无毒。

入心、肺、脾、胃、肝、膀胱太阳六经。入理气药，忌火。实肠药，面裹煨。

《本草》云：治邪气，辟毒疫瘟鬼，强志。主淋露，疗气劣，肌中偏寒。主气不足，消毒，瘟疟蛊毒。行药之精。

---

① 耳：疑衍。

洁古云：除肺中滞气。若疗中下焦气结滞，须用槟榔为使。

《主治秘诀》云：气热，味辛苦，气味俱厚，沉而降，阴也，其用调气而已。又云：辛，纯阳。以和胃气。

东垣云：木香味苦辛，纯阳，治腹中气不转运，助脾。又云：辛温，升降滞气。

海藏云：木香治血气刺心痛冷，积气疝癖，癥瘕腹胀。通行一切气，安胎健脾，膀胱冷痛，呕逆反胃，霍乱吐泻，九种心疼，痢疾。《本经》云主气劣、气不足，补也；《衍义》云专泄决胸腹间滞塞冷气，破也；安胎健脾，补也；除疝癖块，破也。与本条言补不同，何也？易老以为调气之剂，不言补也。

丹溪云：木香行肝经气，气郁者宜之。若阴火冲上者，反助火邪。

汪机曰：补药为佐则补，泻药为君则泄。

时珍曰：木香乃三焦气分之药。诸气膹郁，皆属于肺；故上焦气滞宜之者，乃金郁则泄之也。中气不运，皆属于脾；故中焦气滞宜之者，脾胃喜芳香也。大肠气滞则后重，膀胱气不化则癃淋，肝气郁则为痛，故下焦气滞宜之者，乃塞者通之也。

按：肺气调则金能制木而肝平，怒则肝逆而忤其元气，心有纵肝之情，而不能制则肝盛，得木香则心畅而正气亦畅，肝气何逆之有哉？实心之行肝，非肝之自行也。

知　母

《图经》云：生河内川谷，黄白者佳。

气寒，味大辛。苦寒味厚，阴也，降也。苦，阴中微阳。无毒。

入足阳明经、手太阴，肾经本药。

《本草》云：主消渴热中，除邪气，肢体浮肿，下水，补不足，益气，疗伤寒，久疟烦热，胁下邪气，膈中恶，及风汗内疸。多服令人泄。

洁古云：知母治足阳明大热，大补益肾水膀胱之寒。

《主治秘诀》云：性寒味苦，气味俱厚，沉而降，阴也。其用有三：泄肾经之火，一也；作利小便之佐使，二也；治痢疾脐下痛，三也。坚白者佳。去皮毛用。引经上行，酒浸炒；下行，盐水炒。勿犯铁。

海藏云：东垣言入足胆明经、手太阴经，味苦寒润，治有汗骨蒸，肾经气劳，泻心。仲景用此为白虎汤，治不得眠者，烦躁也，烦者肺也，躁者肾也，以石膏为君主，佐以知母之苦寒，以清肾之源；缓以粳米、甘草之甘，而使之不速下也。

经云：胸中有寒者，瓜蒂散主之。又云：表热里寒者，白虎汤主之。夫以瓜蒂、知母，味皆苦寒，而治胸中之寒，何也？盖成无己注云“即伤寒寒邪之毒为热病”者也。读者当逆识之。如《论语》言“乱臣十人”之类，“乱”字训作“治”字也。仲景所言“寒”之一字，举其初而言之，热病在其中矣。若以“寒”字为寒冷之寒，则无复用苦寒之剂。兼言白虎证脉[①]尺寸俱长，则其热可知之矣。

按：知母泻肾火，惟狂阳亢甚者宜之。若肾虚之人用以泻之，则肾愈虚而虚火愈甚，况寒能伤胃，润能滑肠，其害人也，隐而深。譬诸小人，阴柔巽顺，似乎有德，而国家之元

---

① 证脉：原作“汤证”，据《汤液本草》“知母”条改。

气，日受剥削，有阴移焉而莫觉者。尊生君子，可不谨乎？

日华子云：知母治热痨传尸。

贝　母

《唐本》注云：贝母出蜀地、润州、荆州，白色者佳。

气平，微寒，味辛苦，无毒。

《本草》云：主伤寒烦热，淋沥，邪气，疝瘕，喉痹，乳难，金疮风痉①。疗腹中结实，心下满，洗洗恶风寒。目眩项直，咳嗽上气。止烦渴，出汗，安五脏，利骨髓。

《本草》又云：厚朴、白薇为之使，恶桃花，畏秦艽、礜石、莽草，反乌头。羊肉所伤，经年不消，非此莫效。

海藏云：寒实结胸，无热证者，仲景以小陷胸汤主之，白散亦可服，以其内有贝母也。《别说》云：贝母能散心胸郁结之气，殊有功。今用以治心口气不快、多愁郁者，信然。海藏祖方，下乳三母散，用牡蛎、知母、贝母，三物为细末，以猪蹄调下。

《大明》曰：消痰，润心肺，敷人面疮。

甄权曰：时疾黄疸，目翳，产难胞衣不出，项下瘿瘤。

陈承曰：散郁结。

汪机曰：俗以半夏有毒，代以贝母。贝母乃肺药，半夏乃脾胃药，何可以代？虚劳嗽血，肺痿，肺痈诸郁，犹可代也。至脾胃湿热，涎化为痰，久则生火，痰火上攻，昏愦僵仆塞涩，贝母可代乎？

---

① 痉：原作“茎”，据《证类本草》“贝母”条改。

按：成无己云辛散而苦泄，用以下气有功。久服多服，殊伤脾气，人所不知。《诗》云"言采其茵"，即贝母也。作诗者本以不得志而言，今用以治愁郁者，其说盖本于此。

日华子云：贝母消痰，润心肺，末，和砂糖为丸，含之。

卷之十下　草部下

黄　芩

隐居云：黄芩，今第一出彭城。

气寒，味微苦。苦而甘，微寒，味薄气厚，阳中阴也，阴中微阳。大寒，无毒。

入手太阴经之剂。

《本草》云：主诸热黄疸，肠澼①泄痢，逐水，下血闭，恶疮疽蚀，火伤，疗痰热，胃中热，小腹绞痛。消谷，利小肠，女子血闭，淋露下血，小儿腹痛。山茱萸、龙骨为使。恶葱实，畏丹砂、牡丹皮、藜芦、沙参、丹参。

洁古云：治肺中湿热，疗上热，目中赤肿、瘀肉壅盛必用之药。泄肺中火邪，上逆于膈上。补膀胱之寒水不足，乃滋其化源。

《主治秘诀》云：性凉，味苦甘，气厚味薄，浮而降，阳中阴也。其用有九：泻肺经热，一也；夏月须用，二也；上焦及皮肤气热，三也；去诸热，四也；妇人产后养阴退阳，五也；利胸中气，六也；消膈上痰，七也；除上焦热及脾湿，八也；安胎，九也。单、二制，不制，分上中下也。酒炒上行，主上部积血，非此不能除。肺苦气上逆，急食苦以泄之，正谓此也。又治下痢脓血稠黏，腹痛后重，身热久不愈者，与芍药、甘草同用。

---

① 肠澼：原作"胆游"。据《证类本草》"黄芩"条改。

易老又云：肌热及去痰，用黄芩。上^①焦湿热，亦用黄芩，泻肺火故也。疮痛不可忍者，用苦寒药，如黄芩、黄连。详上下、分梢根及引经药用之。

东垣云：黄芩除阳有余，凉心去热，通寒格。又云：治发热口苦。

海藏云：东垣言黄芩味苦而薄，中枯而飘，故能泄肺火而解肌热，入手太阴经之剂也。细实而中不空也，治下部妙。

陶隐居云：色深坚实者好。圆者名子芩，又治奔豚脐^②下热痛。飘与实^③，有高下之分，与枳实、枳壳同例。黄芩，其子主肠澼脓血，其根得厚朴、黄连，主腹痛；得五味子、牡蒙、牡蛎，令人有子；得黄芪、白蔹、赤小豆，以疗鼠瘘。

张仲景治伤寒心下痞满，泻心汤四方皆用黄芩，以其主诸热、利小肠故也。又，太阳病下之，利不止，有葛根黄芩黄连汤。亦^④主妊娠，安胎散内多用黄芩。

黄芩安胎者，乃上中二焦药，降火下行也。缩砂安胎者，治痛行气也。若血虚而胎不安者，阿胶主之。治痰热者，假此以降其火也。坚实者名子芩，为胜；破者名宿芩，其腹中皆烂，名腐肠，可润肺经也。其坚实条芩，入大肠除热也。

罗天益曰：肺主气，热伤气，故身体麻木。又五臭入肺为腥，黄芩能泻热，去喉中腥臭。

时珍曰：少阳头痛，炙火出血。肺虚不宜服，苦寒伤脾，损其母也。仁斋谓柴胡退热，不及黄芩。不知柴胡苦以发之，

① 上：原作"上上"。据《本草纲目》"黄芩"条改。
② 脐：原作"剂"。据《汤液本草》"黄芩"条改。
③ 实：原作"坚"。据《汤液本草》"黄芩"条改。
④ 亦：原作"而"。据《汤液本草》"黄芩"条改。

散火之标也，黄芩寒以胜热，折火之本也。

按： 仲景云，少阳症腹中痛者，去黄芩，加芍药；心下悸、小便不利者，去黄芩，加茯苓，似与隐居之说不合。不知受寒腹痛，心下悸，小便不利，脉不数者，禁用黄芩。若热厥腹痛，肺热而小便不利者，可不用乎？善观①书者，先求之理，毋泥其文。

香附子

《唐本》注云：香附，交州者最大，胜如枣。

气微寒，味甘，阳中之阴，无毒。

入肺、肝二经。

洁古云：味甘苦，微寒，气厚于味，阳中阴也。快气。

东垣云：香附子，味甘，微寒。除胸中热，充皮毛，治一切气，并霍乱吐泻腹痛，肾气膀胱冷，消食下气。

海藏云：后世人用治崩漏，《本草》不言治崩漏。《图经》云：膀胱间连胁下，时有气妨，皮肤瘙痒瘾疹，饮食不多，日渐瘦损，常有忧愁，心忪少气，以是知益气血之药也。方中用治崩漏，是益气而止血也。又能逐去凝血，是推陈也。与巴豆能治泄泻不止，又能治大便不通同意。总解诸郁。

丹溪云：香附子必用童便浸。凡血药必用之，以引至气分而生血，此阳生阴长之义也。能引血药至气分而生血，行中有补，妇人之仙药也。故《本草》有久服益气、长须眉、充皮毛之说。而俗谓其耗气、宜妇人不宜男子，非矣。盖妇人以血为事，气行则血无事。老人精枯血闭，惟气是资。小儿气日充则

---

① 观：原作"痛"。据《本草纲目》"黄芩"条改。

形乃日固。大凡病则气滞而馁，故香附于气分为君药，世所罕知。臣以参、芪，佐以甘草，治虚怯甚速也。昔铢衣翁治百病，用香附一斤，黄连半斤，米糊丸，名黄鹤丹；治妇人，香附一斤，乌药四两，醋糊丸，名青囊丸；治诸虚，香附一斤，丹参半斤，炼蜜丸，名参附丸。随宜引用，辄有小效，人索不已。用者当思法外意可也。

按：李蕲州、韩飞霞，皆称香附于气分为君药，统领诸药，随用得宜，乃气病之总司，女科之主帅也。虽然，性辛而燥，不能益人，独用久用，反能害血。所述之功，皆取其治标，非取其治本也。惧燥则以蜜炒之，惧散则以醋炒之。治气疼尤妙。生用下逆气，宽膨。

延胡索

《海药》云：延胡索，生奚国。破产后恶露及儿枕病。

气温，味辛。苦辛，温。无毒。

入手足太阴经，亦入脾、肝经。气攻胆外，亦能消之。

《象》云：破血，治气，月水不调，小腹痛，暖腰膝，破癥瘕。碎用。

《液》云：治心气痛、小腹痛，有神。主破血，产后诸疾，因血为病者，妇人月水不调，腹中结块，崩漏淋露，暴血上行，因损下血。

玄胡索行血中滞气，气中血滞，专理一身上下诸痛。舒筋疗疝，妙不可言，乃活血化气第一品药也。

地骨皮

气寒味苦，阴也。大寒。无毒。

足少阴经、手少阳经，亦入肾、三焦。疗在表无定之风邪，主传尸有汗之骨蒸。

《象》云：解骨蒸肌热，主风湿痹，消渴，坚筋骨。去骨，用根皮。

《心》云：去肌热及骨中之热。

《珍》云：凉血凉骨。

《本草》云：主五内邪气，热中消渴，周痹风湿。下胸胁气，客热头痛，补内伤大劳嘘吸，坚筋骨，强阴，利大小肠。

《药性论》云：根皮细锉，面拌，煮熟吞之。主肾家风，益精气。

地骨皮洗诸热眼，遍体疮疹。

枸杞子

味甘，性平，无毒。

入肺、肾二经。产甘州，色红润、圆小，核少，甘美者良。

经曰：热中消渴，周痹风湿，坚筋骨。

隐居曰：下气，除头痛，补劳伤，强阴，利大小肠。

甄权曰：补精明目，安神。根名地骨皮，味苦甘，性寒，功与子略同，专退骨蒸劳热。

时珍曰：以黄柏、知母，治下焦阴火，致伤元气。枸杞、地骨，使精气充而邪火自退。

按：《素问》曰"热淫于内，泻以甘寒"，地骨皮是也；"精不足者，补之以味"，枸杞子是也。陶氏谓"去家千里，勿食枸杞"，指其强阳之功耳。

《食疗》云：枸杞子治眼中风痒。

叶煎代茶，解消渴，诸毒烦闷，面毒发热。

天南星

味苦辛，有毒。

入肺、脾二经。

蜀漆为使，恶莽草，畏附子、干姜、生姜。汤泡过，入牛胆中，悬风处。

陈藏器云：主金疮伤折瘀血。取根捣敷伤处。

日华子云：味辛烈，治扑损瘀血。主蛇虫咬，敷疥癣毒疮。

经曰：结气积聚，筋痿拘缓，利水。

甄权曰：疝瘕肠痛，伤寒时疾，强阴。

《开宝》曰：中风麻痹，痰气坚积，痈肿，散血，堕胎。

洁古曰：痰火眩晕。

东垣云：破伤风，口噤身强。

按：南星气温而泄，性紧而毒，故能攻坚去湿，与半夏同功。然半夏辛而能守，南星辛而不守，其性烈于半夏，故须牛胆制之。

天南星，欲其下行，以黄柏引之。天南星，今市人多以由跋小者、似天南星。但南星少柔腻，肌细，炮之易裂，差可辨尔。《集验方》治四肢发厥，虚风不省人事，中风、惊风，天南星三钱，京枣三枚，水煎温服。

《图经》云：天南星处处有之。

姜汤泡煮七次用，或研，填牝牛胆，风干，逐年用，曰胆星。牛胆味极苦寒，能引南星入肝，折风热痰涎甚效。兼利南星之燥，坠中风不语稠痰，散跌扑即凝瘀血，利胸膈，下气破积。醋调，贴破脑伤风。瘤突额颅，麝①加敷愈。

---

① 麝：原作"射"。据《本草蒙筌》"天南星"条改。

半　夏

陶隐居云：今第一出青州、吴中。以白者为佳，不厌陈久。

气微寒，味辛。平，苦而辛，辛厚若轻，阳中阴也。生微寒，熟温，有毒。消胸中痞，去膈上痰。

入足阳明经、太阴经、少阳经。

《本草》云：主伤寒寒热，心下坚，下气，咽喉肿痛，头眩，胸胀，咳逆肠鸣。止汗，消心腹胸膈痰热满结，咳嗽上气，心下急痛坚痞，时气呕逆，消痈肿，堕胎，疗痿黄，悦泽面目。生令人吐，熟令人下。用之须洗去滑令尽，用生姜等分制，能消痰涎，开胃建脾。射干为之使，恶皂荚，畏雄黄、生姜、干姜、秦皮、龟甲，反乌头。

《药性论》云：半夏，使。忌羊血、海藻、饴糖，柴胡为之使。俗用为肺药，非也。止吐为足阳明，除痰为足太阴。小柴胡中虽为止呕，亦助柴胡，能主恶寒，是又为足少阳也；又助黄芩能去热，是又为足阳明也；往来寒热，在表里之中，故用此有各半之意，本以治伤寒之寒热，所以名半夏。经云：肾主五液，化为五湿，自入为唾，入肝为泣，入心为汗，入脾为痰，入肺为涕。有涎曰嗽，无涎曰咳，痰者因咳而动，脾之湿也。半夏能泄痰之标，不能泄痰之本。泄本者，泄肾也。咳无形，痰有形，无形则润，有形则燥，所以为流湿润燥也。

《主治秘诀》云：性凉，味辛苦，气味俱薄，沉而降，阴中阳也。其用有四：燥脾胃湿，一也；化痰，二也；益脾胃之气，三也；消肿散结，四也。渴则忌之。又云：去痰用半夏，热痰加黄芩，风痰加南星，胸中寒痰痞塞，用陈皮、白术，然多用则泻脾胃。

成聊摄云：辛者散也，半夏之辛，以散逆气，以除烦呕。辛入肺而散气，辛以散结气，辛以发音声。

溪曰：主眉棱骨痛。

汪机曰：脾胃湿热，涎化为痰，久则痰火上攻，自非半夏，曷可治乎？

时珍曰：目不得瞑，白浊，梦遗，带下。夫脾无湿不生痰，故脾为生痰之源，肺为贮痰之器。半夏主痰饮，为其体滑而味辛性温也，涎滑能润，辛温能散亦能润，故行湿而通大便，利窍而泄小便，所谓辛走气、能化液、辛以润之是矣。洁古谓半夏治其痰而嗽自愈，丹溪谓二陈汤能使大便润而小便长，成无己谓半夏行水气而润肾燥，《局方》半硫丸治老人虚秘，皆取其滑润也。俗以半夏为燥，误矣。湿去则土燥，痰涎不生，非其性燥也。但恐非湿热之邪而用之，是重竭其津液，诚非所宜。

按：脾虚湿热生痰之症，每居十九。肾虚水泛为痰之症，每居十一。半夏主脾湿，故其功最博也。半夏属金属土，仲景用于小柴胡汤，取其补阳明也，岂非燥脾土之功？半夏，今人惟知去痰，不言益脾，盖能分水故也。又，诸血证禁服，仲景伤寒渴者去之，半夏燥津液故也。又，妊妇姜炒用之。

《子母秘录》：半夏治五绝，一曰自缢，二曰墙壁压，三曰溺水，四曰魇魅，五曰产乳。以半夏为末，丸如豆大，塞鼻孔中愈。

生姜、甘草、皂角、矾，同入术，浸透，煮干，切片，作半夏面研末，一斤入矾二两，拌姜汁，捏作小饼，楮叶裹，风际阴干。用片则力峻，曲则力柔。总治诸疾。

草龙胆

隐居云：龙胆出襄州，今吴兴者为胜。味苦，故以胆名。

气寒，味大苦，气味厚，阴也。无毒。

入肝、胆二经。

《心》云：除下焦之湿，及翳膜之湿。

《象》云：治两目赤肿，睛胀，瘀肉高起，疼痛不可忍。以柴胡为主，龙胆为使，治眼中之病必用药也。

《主治秘诀》云：性寒，味苦辛，气味俱厚，沉而降，阴也。其用有四：除下部风湿，一也；除湿热，二也；脐以下至足肿痛，三也；寒湿脚气，四也。贯众、小豆为使，恶地黄、防葵。

经曰：惊痫邪气，杀蛊毒。

隐居曰：去肠中小虫，益肝胆。

甄权曰：热黄痈肿，口干。

《大明》曰：客忤，疳气，明目，治疮。

洁古曰：目黄及赤肿瘀肉。

东垣曰：退肝经邪热，下焦湿热，泻膀胱火。

时珍曰：相火寄在肝胆，有泻无补。龙胆之益肝胆，正以其泻邪热也。大苦大寒，能损胃中生发之气，反助火邪，亦久服黄连反从火化之义也。

按：龙胆草大寒，比天地之严冬，万卉凋落，人身中诅可令此气行乎？先哲谓苦寒伐标，宜暂不宜久，如圣世不废刑罚，所以佐德意之穷。恃而久用，其败也必矣！

日华子云：龙胆草治热病狂语，血虚健忘。

空腹勿服，令人尿遗。

三 棱

《图经》云：三棱，今出河、陕，荆、襄有之。体重者佳。

气平，味苦，阴中之阳，无毒。

入肺、肝二经。

《象》云：治老癖，癥瘕结块，妇人血脉不调，心腹刺痛。须炮用，面包火煨，加醋复炒过用。

《珍》云：破积气，损真气，虚者勿用。

《液》云：治气胀，血脉不调，补五劳，通月经，消瘀血。色白，破血中之气。

按：三棱破气，有雷厉风行之势。

禹锡云：破扑损瘀血。

蓬莪茂

《本草》云：蓬莪茂生西戎及广南诸州。根下并生一好一恶，恶者有毒。西戎人取之，先放羊食，羊不食者弃之。黑色者佳。泡过，醋炒用。

气温，味苦辛，无毒。

《象》云：治心膈痛，饮食不消，破痃癖气最良。炮用。

《本草》云：治妇人血气，丈夫奔豚。治心腹痛，中恶疰忤鬼气，霍乱冷气，吐酸水，解毒，饮食不消。酒研服。

《液》云：色黑，破气中之血。入气药，发诸香。虽为泄剂，亦能益气。故孙用和治气短不能接续，所以大小七香丸、集香丸散及汤内多用。

按：蓬莪茂性甚猛峻，虚人禁之。乃《大全》[①] 谓气短不

---

① 大全：此指《重刊经史证类大全本草》。

能续者用之，过矣！即大小七香丸、集香丸，都用以理气，岂用以补气乎？

白豆蔻

《图经》云：白豆蔻出伽古罗国，其气天香，去壳研细用。原出外番，今生两广。

气热，味大辛，味薄气厚，阳也。辛，大温。无毒。

入手太阴经。

《珍》云：主积冷气，散肺中滞气，宽膈，止吐逆，治反胃，消谷下气进食。去皮用。

《心》云：专入肺经，去白睛翳膜。红者不宜多用。

《本草》云：主积聚冷气，止吐逆反胃，消谷下气。

《液》云：入手太阴，别有清高之气。上焦元气不足，以此补之。

按：豆蔻开气甚速，终是辛散。服之不已，令人元气暗消，犹喜其香快而不觉，反成痼疾。君以参、芪，庶得相成。

肉豆蔻

《图经》云：肉豆蔻出胡国，今岭南人家种之。圆小，皮紫、紧薄。

气温，味辛，无毒。入手阳明经。

《本草》云：主鬼气，温中，治积冷心腹胀痛，霍乱中恶，冷痃，呕沫冷气，消食止泄，小儿伤乳霍乱。

宗奭曰：多服泄气。

丹溪曰：属金与土。日华称其下气，以脾得补而善运，气自下也，非若陈皮、香附之泄。

时珍曰：暖脾胃，固大肠。

按：肉豆蔻，即肉果。辛中殊带涩，故能固肠。有未去之积者，不可先以此涩之。

《广志》云：肉豆蔻主心腹肿痛，赤白痢疾，米醋调，面裹之，置灰中煨令黄焦。

草豆蔻

气热，味大辛，阳也。辛温。无毒。

入足太阴经、阳明经。

《象》云：治风寒客邪在胃口之上，善去脾胃客寒，心与胃痛。面包煨熟，去面用。

《珍》云：去脾胃积滞之寒邪，止心腹胃脘之胀痛。

《本草》云：主温中，心腹痛，呕吐。去口臭，气下，气胀满，短气。消酒进食，止霍乱。治一切冷气，调中补胃健脾，亦能消食。

日华子云：磨积块，破血瘕，散结温中。

红 豆

气温，味辛，无毒。

《本草》云：主阳虚水泻，心腹绞痛、霍乱，呕吐酸水，解酒毒。不宜多，令人舌粗，不能饮食。

《液》云：是高良姜子。用红豆、复用良姜，如用官桂、复用桂花同意。

禹锡云：红豆蔻治岚瘴雾气，善解酒毒。

缩　砂

《药性论》云：缩砂出波斯国。温脾暖胃，善治奔豚。

气温，味辛，无毒。

入手足太阴经、阳明经、太阳经，足少阴经。

《象》云：治脾胃气结滞不散，主劳虚冷泻心腹痛，下气消食。

《本草》云：治虚劳冷泻，宿食不消，赤白泄痢，腹中虚痛，下气。

《液》云：与白檀、豆蔻为使则入肺，与人参、益智为使则入脾，与黄柏、茯苓为使则入肾，与赤白石脂为使则入大小肠。

丹溪云：缩砂安胎止痛，行气故也。

按：韩飞霞云，肾恶燥，以辛润之，缩砂之辛以润肾燥。又属土，主醒脾，引诸药归宿丹田。香能和合五脏中和之气，故蒸地黄用之，取其达下也。然好食不休，反伐胃气。止吐泻，安胎，化酒食之剂。温脾胃，下气通结滞之品。

　　黑附子 冬月采为附子，春月采为乌头。

气热，味大辛，纯阳。辛甘，温，大热，有大毒。

通行诸经引用药。入手少阳经，三焦命门之剂。

《本草》云：主风寒咳逆邪气，温中，金疮，破癥坚积聚血瘕，寒湿踒躄 ① 拘挛，膝痛脚疼，冷弱不能行步。腰脊风寒，

---

① 躄：原作"擘"。据《证类本草》"附子"条改。

心腹冷痛，霍乱转筋，下痢赤白。坚肌骨，强阴，堕胎。为百药之长，通行诸经。地胆为使，恶蜈蚣，畏人参、甘草、黄芪、防风、黑豆、绿豆、童便，忌豉汁。每只重两许，脐正底平，顶短节少，肉不腐、皮不皱者佳。童便浸三日，去皮脐，切作四块，甘草汤浸三日，湿纸裹煨，热灰中小半日。

成聊摄云：附子之辛温，固阳气而补胃。又云：湿在经者，逐以附子之辛热。又云：辛以散之，附子之辛以散寒。

洁古云：黑附子，其性走而不守，亦能除胸中寒。其以白术为佐，谓之术附汤，除寒湿之圣药也。治湿药中，宜少加之，通行诸经引用药也。及治经闭。

《主治秘诀》云：性大热，味辛甘，气厚味薄，轻重得宜，可升可降，阳也。其用有三：去脏腑沉寒，一也；补助阳气不足，二也；温暖脾胃，三也。然不可多用，慢火炮制，去皮脐用。又云：附子热气之厚者，乃阳中之阳，故经云发热。又云：非附子不能补下焦之阳虚。

东垣云：黑附子，味辛甘温，大热纯阳。治脾中大寒，主风寒咳逆，温中。又云：散脏腑沉寒。其气亦阳，补诸不足，不宜多用，经曰壮火食气故也，用之则须以甘草缓之。辛热以温少阴经，以温阳气。散寒发阴，必以辛热。湿淫所胜，腹中痛，用之补虚胜寒。蛔动胃虚则气壅满，甘令人中满。去术加此，补阳散壅。

海藏云：附子入手少阳、足少阴，三焦、命门之剂。其浮其沉，无所不至。味辛大热，为阳中之阳，故行而不止，非若干姜止而不行也。非身表凉、四肢厥者，不可僭用。如用之者，以其治四逆也。

附子，《衍义》论五等同一物，以形像命名而为用。至哉斯言！犹有未善。仲景八味丸，附子为少阴之向导，其补自是地黄。后世因以附子为补，误矣！附子走而不守，取健悍走下之性，以行地黄之滞，可致远。亦若乌头、天雄，皆气壮形伟，可为下部药之佐。无人表其害人之祸，相习用为治风之药，杀人多矣。治寒治风，有必用者。予每以童便煮而浸之，以杀其毒，且可助下行之力。入盐尤捷。

王履曰：八味丸为火衰者设。附子乃补阳之药，非为行地黄之滞也。

丹溪曰：气虚热甚，宜稍用附子，以行参、芪，肥人多湿亦宜之。

虞抟曰：禀雄壮之质，有斩关之能，引补气药以追散失之元阳，引补血药以养不足之真阴，引发散药以驱在表风邪，引温暖药以除在里寒湿。

《集验》曰：肿因积生，积既去而肿再作，若再用利药，小便愈闭，医多束手。盖中下焦气不升降，为寒所隔，惟服附子，小便自通。

吴绶曰：伤寒传变三阴，及中寒夹阴，身虽大热而脉沉者必用之。厥冷腹痛，脉沉而细，唇青囊缩者急用之，有起死回生之力。近世往往不敢用，直至阴极阳竭，而后议用，虽用迟矣。

时珍曰：阴毒寒疝，中寒中风，痰厥气厥，柔痓癫痫，肾厥头痛，暴泻脱阳，脾泄久痢，寒疟瘴气，呕哕噎膈，痈疽不敛，小儿慢惊，痘陷灰白，阳虚血症，脑泄，耳鸣。夫阴寒在下，虚阳上浮，治之以寒，则阴气益甚；治之以热，则拒而不纳。热药冷饮，病气随愈。东垣治冯翰林侄面赤目赤，烦渴引饮，脉来八至，按之则散，用姜、附、人参，服至半斤而愈。

按：附子大热之药，补火必妨水，岂宜轻用？然有真寒，非此不救。但居恒能熟审可用、不可用之故，则临症明决，不至疑惑，与妄投矣。如六脉沉迟，或细微欲绝，或两尺细软，或虽洪数，按之如无。重衣厚被，喜见日光；入室登床，恶当风雨，情惨惨不乐，目眹眹[①]不明，昼见夜伏，夜见昼伏。虚症蜂起，不时而动。或日则稍轻，遇夜乃重；或天温略减，遇冷偏增。虽面红目赤，发热燥渴，若复喜手按，口畏冷饮，小便自利，足膝俱寒，谓之内真寒而外假热，阴盛格阳也。以上数端，必须附子，方可回生。苟无前症，率莽轻投，杀人速于用刃。志仁寿者，能不悚然惧乎？《琐碎录》言：北方极寒，民啖附子，如啖芋栗。地气使然，不可为例。

《外台秘要》云：附子疗半身不遂，偏风头痛。

去皮脐，先将姜汁、盐水各半盏，入砂罐紧煮七沸，次用甘草、黄连各半盏，加童便缓煮一时，伏地内一宿，晒干收用。乃乌头傍出，故曰附子。孕妇误服堕胎。

乌 头

《本草》云：乌头，莽草为之使，反半夏、贝母、白蔹、白及，恶藜芦。

气热，味大辛。辛甘，大热，有大毒。行诸经。

《象》云：治风痹血痹，半身不遂，行经药也。慢火炮坼，去皮用。

《本草》云：主中风恶风，洗洗出汗，除寒湿痹，咳逆上

[①] 眹眹：目不明。《玉篇·目部》："眹，目不明。"

气，破积聚寒热，消胸上痰冷，食不下，心腹冷疾，脐间痛，肩胛痛，不可俯仰，目中痛，不可久视，堕胎。其汁煎之名射罔，杀禽兽。

《主治秘诀》云：性热，味辛甘，气厚味薄，浮而升，阳也。其用有六：除寒疾，一也；去心下痞坚，二也；温养脏腑，三也；治诸风，四也；破积聚滞气，五也；感寒腹痛，六也。

东垣云：乌头味辛甘，温，大热纯阳。主中风，除寒湿痹，行经散风邪。不宜多用。长者名天雄，助阳退阴，除风寒湿痹、历节痛。尖者名乌头。

《液》云：乌、附、天雄、侧子之属，皆水浸炮制，去皮脐用之。多有外黄里白，劣性尚在。莫若乘热切作片子再炒，令表里皆黄，内外一色，劣性皆去，却为良也。

洁①古云：非天雄不能补上焦之阳虚。

《月令》云：三月采乌头。立春生者乃谓乌头，附子顶圆正，乌头顶歪，制与附子同。

《孙兆口诀》：治伤寒阴毒，手足逆冷。

甘 遂

《本草》云：甘遂生中山川谷，赤皮者胜。

气大寒，味苦甘。甘，纯阳。有毒。

《本草》云：主大腹疝瘕，腹满，面目浮肿，留饮宿食，破坚消积，利水谷道，下五水，散膀胱留热，皮中痞，热气肿满。瓜蒂为使，恶远志及甘草。

《液》云：可以通水，而其气直透达所结处。

---

① 洁：此前原衍"世"字。据《汤液本草》"乌头"条删。

《衍义》云：此药专于行水攻决为用，入药须斟酌用之。

《珍》云：若水结胸中，非此不能除。

杨氏云：甘遂治腹满，大小便不利，气急。

大　戟

《本草》云：大戟生常山，今近道处处皆有。之才曰：反甘草，畏菖蒲、芦苇、鼠屎。

成聊摄云：苦以泄之，甘遂、大戟之苦以泄水，水者肾所主也。

洁古云：大戟，味苦甘寒，阴中微阳也，泻肺气，却能损真气。

海藏云：此泽漆根也，与甘遂同为泄水之药。湿胜者，以苦燥除之。

《本草》云：大戟味苦，能堕胎。

时珍云：大戟得枣，即不损脾。

处处生，春发红芽。入药惟采正根，傍附误煎，冷泄难禁。

葶　苈

《本草》云：恶僵蚕、石龙芮。葶苈生曹州，今近道有之。

东垣云：葶苈苦熬^①寒，与辛酸同用，以导肿气。

海藏云：葶苈，仲景用苦者，余方或有用甜者，或有不言甜苦者，大抵苦则下泄，甜则少缓，量病虚实。

丹溪云：葶苈属火与木，性急，善逐水病，人稍虚者宜远之，其杀人甚速。

---

① 熬：疑衍。

《本草》云：葶苈治癥瘕积聚结气，饮食寒热，破坚逐邪，通利水道。疗肺久病，面目浮肿。

隔火纸文炒，逐膀胱留热，消面目浮肿，泻肺喘难眠，痰咳不已。

茴 香

《图经》云：茴香今出广南，番舶者佳。

气平，味辛，无毒。

入手足少阴经，太阳经药。

《象》云：破一切臭气，调中止呕，下食。炒黄色，碎用。

《本草》云：主诸瘘，霍乱及蛇伤。又能治肾劳癫疝气。开胃下食。又治膀胱阴痛，脚气，少腹痛不可忍。

《液》云：茴香本治膀胱药，以其先丙，故云小肠也，能润丙燥。以其先戊，故从丙至壬。又手足少阴二药，相合以开上下经之通道，所以壬与丙交也。

孙真人云：治瘴疟，浑身热，连背项，茴香捣取汁服。盐、酒浸透炒，开胃止呕下食，调馔止臭生香。助阳气之虚，补命门不足。

红蓝花

红蓝花，生梁汉及西域，今处处有之。

气温，味辛。辛而甘温，苦，阴中之阳，无毒。

《象》云：治产后口噤血晕，腹内恶血不尽，绞痛，破留血神效。搓碎用。少用则入心养血。

《心》云：和血，与当归同用。

《珍》云：入心养血，谓苦温为阴中之阳，故入心。

《本草》云；主产后血晕，胎死腹中，并酒煮服，亦主蛊毒下血。其苗生捣，敷游肿。其子吞数粒，主天行疮子不出。其胭脂主小儿聤耳①，滴耳中。仲景治六十二种风，兼腹中血气刺痛，用红花一大两，分为四分，酒一大升，煎强半，顿服之，散肿。

按：血生于心，藏于肝，属于冲任。红花与之同色，故主用同类相亲也，多则行血，少则养血。

藿 香

《本草》云：藿叶香，心腹痛，吐逆最要药也。专辟瘴邪。
气微温，味甘苦，阳也。甘苦，纯阳。无毒。
入手足太阴经。
《象》云：治风水，去恶气，治脾胃吐逆，霍乱心痛。去枝梗，用叶。
《心》云：芳馨之气，助脾开胃，止呕。
《珍》云：补卫气，益胃进食。
《本草》云：主脾胃呕逆，疗风水毒肿，去恶气，疗霍乱心痛，温中快气。酒口臭，上焦壅，煎汤漱口。入手足太阳。入顺气乌药则补肺，入黄芪四君子汤补脾。市家多以绵花叶假充，不可不辨，但气不香。

茺蔚子 一名益母

隐居云：茺蔚子，今处处有之。九月采。
味辛甘，微寒，无毒。

---

① 聤（tíng 停）耳：指耳窍化脓性疾病。

主明目益精。其茎主瘾疹痒，可作浴汤。治产后血胀，苗叶同功。

丹溪云：益母草，治产前产后诸疾，行血养血，难产作膏服良。苗、叶、茎、根、花、实，并皆入药。阴干用。活血行气，有补阴之功，故名益母。凡妇人经脉不调，胎产一切血气诸病，并皆治之。又，绞汁服，主浮肿，下水，子死腹中，乳痈疔肿，蛇毒。

《广济方》云：疗小儿疳痢，茺蔚子末服之。

端午收，气味花俱足。子除目翳，叶洗瘾疹。

艾　叶 蕲州者良

洁古云：艾叶，苦，阴中之阳。温胃，主灸百病，逐寒湿，治吐血衄血，下痢赤白，妇人漏血，安胎，止腹痛。久服致火上冲，中病即止。

丹溪云：艾属火而有水。生寒、热温。生捣汁服，可止血。《本草》止言其温，不言其热。其性入火灸则气下行，入药服则气上行。世人喜温，今妇人欲子者，率多服之。及其毒发，何尝归咎于艾？惜哉！予考《图经》而默有感于其中也。故云取陈久者，入木臼内捣熟，罗其滓，取白者再捣，至柔软如绵用。

《荆楚岁时记》：端午，四方百姓采艾，悬置户中，毒①疫。午时收采，干存。治灸发背、痈疽诸症。

兰　叶

《本草》云：兰叶无毒，辟不祥，通神明。

---

① 毒：据《证类本草》"艾叶"条，此字上疑脱"禳"字。

东垣云：兰叶，味辛，平，其气清香，生津止渴，益气润肌肉。《内经》云"消渴治之以兰"是也。消渴证非此不能除，胆瘅必用。

丹溪云：兰禀金水之清气而似有火，人知其花香之可贵，而不知为用之方。盖其叶能散久积陈郁之气，甚有力。入药煎煮①用之。东垣方中尝用矣。

泽 兰

《图经》云：泽兰生汝南诸②大泽傍，今河中府皆有之。

味苦，性微温，无毒。

入肺、脾二经。

经曰：痈肿疮脓。

甄权曰：频产成劳，血沥腰痛。

《大明》曰：主产前后百病，通九窍，利关节，养血气，破宿血，消癥瘕，鼻血吐血，头风目痛。

按：脾喜芳香，肝宜卒散，脾气舒则三焦通利而正气和，肝郁散则荣卫流行而病邪解，行血而不推荡，补血而不腻滞，故为产科圣药。

日华子云：泽兰消扑损瘀血。

理胎③产百病淹缠，消湿中四肢浮肿。

香 薷——名石香菜

《本草》云：香薷调中温胃，胀满肠鸣。

---

① 煮：原作"者"。据《本草衍义补遗》"兰叶"条改。

② 南诸：原脱。据《证类本草》"泽兰"条补。

③ 胎：原作"治"。据《本草蒙筌》"泽兰"条改。

味辛，性微温，无毒。

入肺、胃二经。硬梗、石生者良。

隐居曰：霍乱腹痛。

《大明》曰：下气，除烦热。

丹溪曰：属金与水，有彻上彻下之功。解暑，利小便，治水甚捷，肺得之清化行而热自降也。

时珍曰：世医治暑以香薷为首，然暑有乘凉饮冷、阳气为阴邪所遏，头痛发热，恶寒烦躁，口渴，或霍乱吐泻，宜用此以发越阳气。若劳役作①丧之人伤暑，大热大渴，汗泄如雨，烦躁喘促，或吐或泻，乃内伤之症，必用东垣清暑益气汤、人参白虎汤，以泻火益元可也。若用香薷，是重虚其表，而又济之以热矣，气虚者尤不可服。今人不问有病无病，谓能辟暑，概用代茶，真痴前说梦也。性温不可热服，反致吐逆，冷服则无拒格之患。

按：香薷治水肿甚捷，今人罕知用者。深师薷术丸、胡居士香薷煎，皆有神功，不诬也。

去口臭，有拨浊回清之妙。脾得之，郁火一降，气不上焉。

牛　膝

经云：牛膝生河内川谷，今江、淮、闽、粤、关中有之。高三尺，茎紫节大者为雄，青细者为雌。药喜雄者。

味苦酸，性平，无毒。

入肝肾二经。恶萤火、龟甲、陆英，畏白前、白鲜皮，忌

---

① 作：原作"凿"。据《本草纲目》"香薷"条改。

牛肉。产川中，长三尺而肥润者良。酒浸用。

经曰：寒湿痿痹膝痛，逐血气，堕胎。

隐居曰：主男子阴消，老人失尿，补中续绝，益精填骨髓，除脑痛、腰脊痛，月水不通。

《大明》曰：排脓止痛，血晕，落死胎。

宗奭曰：罨^①竹木刺入肉。

好古曰：强筋补肝。

丹溪曰：牛膝能引诸药下行。

时珍曰：五淋尿血，茎中痛，下痢，喉痹，口疮，齿痛，痈肿折伤。

按：牛膝为阴，能降而不能升。脾虚下陷，因而腿膝湿肿或痛者，大非所宜。

崔元亮云：牛膝根治疟。

《经验方》：牛膝治消渴不止，下元虚损，胞衣不出。

老疟弗愈，单煎；尿管涩疼，酒煮。同麝香堕胎甚捷，引诸药下足如奔。

草 薢

经云：草薢生河、陕、荆、蜀者佳。

味苦甘，性平，无毒。

入胃、肝、肾三经。薏苡为使，畏葵根、大黄、柴^②胡、前胡、牡蛎，忌牛肉。

经云：腰脊痛，风寒湿痹，恶疮。

---

① 罨（yǎn掩）：覆盖，掩盖。
② 柴：原作"后"。据《得配本草》"草薢"条改。

隐居曰：主阴痿失尿。

甄权曰：腰痛久冷，膀胱宿水。

《大明》曰：补水脏，坚筋骨，益精明目。

杨子建曰：小便频，茎内痛，必先大腑热闭，水液只就小肠，大腑愈加干竭，甚则身热，心之因贪酒色，积有腐物瘀血，随虚入于小肠故痛。不饮酒者，必过食辛热晕腻，又因色伤而然，此便频而痛，与淋症涩而痛者不同。宜萆薢一两，水浸少时，盐半两同炒。去盐为末，每服三钱，水一盏，煎八分，和滓服，使水道转入大肠。仍以葱汤频洗谷道，令气得通，则小便数及痛自减也。

时珍曰：厥阴主筋、属风；阳明主肉、属湿。萆薢去风湿，所以治诸病之属风湿者。萆薢、菝葜、土茯苓三物，形虽不同，主治相仿，岂一类数种乎？

按：肾受土邪则水衰，肝挟相火而凌土湿，得萆薢以渗湿，则土安①其位，水不受侮矣。

《广利方》：萆薢疗丈夫脚腰痹，缓急行履不稳者，合杜仲等分煎服。

又名冷饭团。治杨梅疮愈而复发，或结毒筋骨痛。用萆薢三两，皂角刺、牵牛各一钱，水六碗，煎一半，温服，不数剂瘥。

菊　花

陶隐居云：菊花，南阳郦县最多，惟色黄、味甘者佳，苦不入药。苦而甘寒，无毒。

---

① 土安：原作"安土"。据《雷公炮制药性解》"萆薢"条改。

《心》云：去翳膜，明目。

《珍①》云：养目血。

《药性论》云：使。治身上诸风。

日华子云：治四肢游风，利血脉，心烦、胸膈壅闷。

东垣云：甘菊花治头风头眩，明目。

丹溪云：甘菊花属金，而有水与土，大能补阴。须是味甘、茎紫者。若山野间味苦茎青者勿用，大伤胃气。谨戒之！其苗可蔬，叶可啜，花可饵，根实可药，囊之可枕，酿之可饮。自本至末，罔不有功。

《肘后方》：治疗肿垂危，用菊叶一握，捣绞汁一升，入口即活。冬用根。

变老皓白成乌，同地黄酿酒解醉。昏迷易醒，共葛花煎汤。

百 合

《本草》云：百合生荆州川谷，今近道处处有之。

气平，味甘，无毒。

《本草》云：主邪气腹胀心痛，利大小便，补中益气，除浮肿胪胀，痞满，寒热，遍身疼痛，及乳难喉痹，止涕。

甄权曰：百邪鬼魅，涕泣不止，心下急痛，脚气，热咳。

《大明》曰：安心，定胆，益志，治癫邪狂叫惊悸，产后血狂晕，杀蛊毒，胁痈，乳痈，发背，诸疮肿。

洁古曰：温肺止嗽。

按：《金匮要略》云，行住坐卧不定，如有神灵，谓之百合病，取百合治之。由是观之，则其安神逐祟之功，具可想

---

① 珍：原作"今"。据《汤液本草》"菊花"条改。

见。《野圃菝》云：久服使人心志欢和，不忧不惧。命名之义，或因乎此！

仲景治百合病，百合知母汤、百合滑石代赭石汤，有百合鸡子汤、百合地黄汤，或百合病已经汗者，或未经汗者、下吐者，或病形如初，或病变寒热并见。《活人书》治伤寒腹中疼，百合一两，炒黄为末，米饮调。

何首乌

《本草》云：首乌出顺州南河县，今岭外、江南诸州皆有。赤者雄，白者雌，赤白宜并用。

味苦涩，性微温，无毒。

入肺肾二经。茯苓为使，忌诸血、无鳞鱼、萝卜、葱、蒜、铁器。选大者，赤白合用，泔浸过，同黑豆九蒸晒。

《开宝》曰：瘰疬痈疽，头面风疮，五痔，心痛，益血气，黑髭鬓，悦颜色，长筋骨，益精髓，产带诸疾。

《大明》曰：疗一切宿疾，令人有子。

时珍曰：不寒不燥，功在地黄、天门冬之上。气血太和，则百病不作。

按：何首乌，观其藤夜交遂能变白，则其补阴之功可想见矣。味涩能固精气，性温能壮阳道。读李远附录及《休粮赞》《何首乌传》，信知其非常物也。赤者属血，白者属气，宜活用之。

《经验方》云：何首乌治软骨风，腰膝疼，遍身瘙痒。

菖 蒲

《本草》云：菖蒲生蜀郡严道，九节者良。

味辛，性温，无毒。

入心、肝二经。

秦皮、秦艽为使。恶地胆、麻黄，忌饴糖、羊肉，勿犯铁，令人吐。石生、一寸九节者良。去毛微炒。

经曰：风寒湿痹，咳逆上气，开心孔，通九窍，明耳目，出音声，温肠胃。

甄权曰：耳鸣头风，杀诸虫，疗瘑、鬼气。

好古曰：心积伏梁。

士瀛曰：下痢噤口，虽是脾虚，亦热气闭隔心胸所致。用木香失之温，用山药失之闭，惟参苓白术加菖蒲，米饮服之，自然思食。

按：服食家盛陈菖蒲之功，却百病而得永年。观其隆冬不凋，盛暑不萎，浣去泥土，惟以水浸，生长不息，经岁繁茂，则其得天地清阳之气最多，亦神物也。然辛散之性，虚人用之，须有君有臣为妥，不宜独用耳。

禹锡云：菖蒲治小儿温疟，聪明益智。

扁鹊云：中恶卒死，鬼击尸厥，人卧不寤，菖蒲末吹鼻中，桂末纳舌下。生根绞汁，灌之，立瘥。

细末铺席卧，治遍身痒痛疮疡。远志和丸服，开诵读万言记性。

远　志

《本草》云：远志生泰山川谷，河、陕亦有之。色黄肥润为佳。

味苦，性温，无毒。

入肾经。畏珍珠、藜芦、蜚蠊、齐蛤，杀附子毒。用甘草汤浸，去木，焙干。

经曰：补不足，除邪气，利九窍，益智慧，耳目聪明，不忘强志，倍力。

隐居曰：利丈夫，定心气，止惊悸，去膈气。

甄权曰：坚阳道。

好古曰：肾积奔豚。

时珍曰：远志入肾，非心经药也。专于强志益精，治善忘。精与志皆肾所藏也，精不足则志衰，不能上通于心，故善忘。《灵枢经》曰：肾藏精，精舍[①]志。肾盛怒而不止则伤志。志伤则喜忘。又云：人之善忘者，上气不足，下气有余。肠胃实而心肺虚。虚则荣卫留于下，久之不以时上，故善忘也。《三因方》远志酒治痈疽，亦补肾之力耳。

按：远志，味中殊辛，故能下气而走。补厥阴。

日华子云：远志禁猪肉、冷水、生葱菜。

经曰以辛补之，此水木同源之义，前古未发也。

苗名小草，禁虚损，梦魇精遗。

苁 蓉

陶云：肉苁蓉，代郡雁门及陇西为最。

气温，味甘咸酸，无毒。

《本草》云：主五劳七伤，补中，除茎中寒热痛，养五脏，强阴，益精气，多子。妇人癥瘕，除膀胱邪气，腰痛，止痢，

---

① 舍：原作"合"。据《灵枢·本神》改。

久服轻身。

《液》云：命门相火不足，以此补之。

丹溪云：属土而有水与火，能峻补精血。骤多用之，则反滑大肠。酒浸一宿，刷去浮垢，劈破，去中心白膜，酥炙用。

根名锁阳，强阴益精，养筋润燥，治痿弱可代苁蓉。大便燥结者勿用。

治男子绝阳不兴，女人绝阴不产。

五加皮

《本草》云：五加皮，远志为之使，畏玄参。生汉中。

味辛苦，气温，微寒，无毒。酒洗用。

主风湿痹痛痿躄，壮筋骨，补中益精，消瘀血在皮肌。酿酒服，治风痹四肢挛急。

日华子云：明目，治中风骨筋挛急，补五劳七伤。

山泽多生，随处俱有，五叶作丛为良，三、四叶次。扶男子阳痿不举，去女人阴痒阴疮。

芦 根

隐居云：芦根，掘取甘辛者。其露出及浮水中者，不堪用也。

气寒，味甘。

《本草》云：主消渴客热，止小便。《金匮玉函》治五噎膈气，烦闷吐逆不下食，芦根五两，锉，水三盏，煮二盏，去渣，无时服。

葛洪云：芦根无毒。解中鱼蟹。

补骨脂 即破故纸

《图经》云：补骨脂生波斯国，不及番舶上来者最佳。[①]

味苦辛，气大温，无毒。酒浸一宿，蒸半日用。

主男子伤劳阳衰，肾冷精流，腰痛膝寒，囊湿，缩小便多，止肾虚泻痢，及妇人血气痛。

《本草》云：补骨脂堕胎。恶甘草。

凡气病用气药不效者，气之所藏无以收也。方中用此，能使气升降而归于肾藏也。

骨碎补

《图经》云：骨碎补生江南，淮、浙、陕西州郡有之。

味苦，气温，无毒。酒浸，去毛用。

主破血止血，补伤折骨碎。疗骨中毒风，气血疼痛。

陈藏器云：治五劳六极，两手不收，悉能除之。

开元皇帝以其治伤折、补骨碎，故作此名耳。

黄　精

《永嘉记》云：黄精出崧阳永宁县。

味甘，气平，无毒。单服九蒸九曝，入药生用。

主补中益气，安五脏，除风湿，下三尸虫。久服耐寒暑，不饥。

《博物志》云：太阳之草，名曰黄精。服之可以长生。

卷之十下　草部下　一九三

---

① 图经云……最佳：引文有脱文。《证类本草》"补骨脂"条载《本草图经》作："补骨脂生广南诸州及波斯国，今岭外山坂间多有之，不及番舶者佳。"

萧炳云：黄精气寒。

《道藏经》云：黄精黄精，复久长生。发白更黑，齿落重生。

胡　麻——名巨胜子

味甘，气平。择如油麻、紫色者，酒淘炒用。

补五脏，益气力，长肌肉，坚筋骨，疗疥癣及浸淫恶疮。

日华子云：胡麻生上党。催生落胞，逐风湿气。

苏恭云：胡麻压取油，治天行热秘肠结。

生者嚼，涂疮肿；秃发落，亦重生。

菟丝子

《本草》云：菟丝子生朝鲜川泽。得酒良。薯蓣、松脂为之使。恶藋菌。

味辛甘，气温，无毒。酒洗曝干，再浸再曝九次，杵末用。

主腰痛膝冷，添精补髓，明目强阴，坚筋骨，续断伤，益气力。疗茎中寒，泄精、遗尿。久服延年。

《药性论》云：菟丝子治男子女人虚冷，热中消渴，补五劳七伤，鬼交泄精。

决明子

《本草》云：决明子，黄芪为之使，恶大麻子。今处处有之。

味咸苦，气微寒，无毒。圃中种之，蛇不敢入。

主头风目疾，青盲，赤白障翳，止鼻洪，除肝热，久服益精光。

为末，水调贴囟门，止鼻衄。贴太阳，止头疼。治头风，作枕。敷肿毒，水调。

鼠黏子

隐居云：牛蒡子无毒。牛好食其根，故名。

气平，味辛。辛温。

牛蒡子，一名恶实。洁古云：主风肿毒，利咽膈，吞一粒，可出痈疽头。

《主治秘诀》云：辛温，润肺散气，捣碎用之。

东垣云：味辛平甘温，主明目、补中，及皮肤风，通十二经。叶及根主尿血、黄疸、疟、痢，捣汁和酒服。

张仲景疗伤寒寒热，汗出中风、面肿，能治痘毒。

车前子

陶隐居云：车前，人家及路边甚多。一名芣苢，《诗》云"采采芣苢"是也。

气寒，味甘咸，无毒。

《象》云：主气癃闭，利水道，通小便，除湿痹，肝中风热冲目赤痛。

《本草》云：主气癃，止痛，利水道，通小便，除湿痹。男子伤中，女子淋沥，不欲食。养肺，强阴益精，令人有子。明目，治目热赤痛，轻身耐老。

萧炳云：车前养肝，今出开州者为佳。

东垣云：能利小便而不走气，与茯苓同功。

莞花

《本草》云：莞花生咸阳川谷。

气微寒，味苦辛，有毒。

《本草》云：主伤寒温疟，下十二水，破积聚，大坚癥瘕，荡涤肠胃中留癖，饮食寒热邪气，利水道，疗痰饮咳嗽。体虚禁用。

《衍义》云：仲景以莞花治利者，以其行水也。水去则利止，其意如此。用时斟酌，不可太过与不及也。仍察其须有是证，方可用之。仲景小青龙汤，若微利，去麻黄，加莞花如鸡子，熬令赤色用之，盖利水也。

禹锡云：莞花，雍州者好。治喉中肿满，疝癖气块。

前　胡

隐居云：前胡旧不著所出，今吴兴者为胜。

气微寒，味苦，无毒。

入肺、脾、胃、大肠四经。使、畏、恶俱同柴胡。皮黑肉白，北地者为胜。

隐居曰：痰满气结。

《大明》曰：霍乱转筋，喘嗽，安胎。小儿疳气，下食。

《普济》云：治小儿夜啼。

时珍曰：前胡主降，与柴胡纯阳上升者不同。长于下气，气下则火降，痰亦降矣。

按：前胡虽痰气要药，惟火因风动者宜之。不尔无功，亦戕冲和之气。

旋覆花

《图经》云：旋覆花生平泽川谷。

气微温，味咸甘，冷利，有小毒。

《本草》云：主补中下气，消坚软痞，消胸中痰结，唾如胶漆，脐下膀胱留饮，利大肠，通血脉，发汗吐下后心下痞、噫气不除者，宜此。

仲景治伤寒汗下后，心下痞坚、噫气不除，旋覆代赭汤。

胡洽治痰饮，两胁胀满，旋覆花丸用之尤佳。

一名金沸草也。《衍义》云：行痰水，去头目风，亦走散之药，病人涉虚者，不宜多服，利大肠。戒之！

日华子云：旋覆花明目，去眵䁾。

款冬花

《本草》云：款冬花，生上党水傍。

气温，味甘辛，纯阳，无毒。

入肺经。

《珍》云：温肺止嗽。

《本草》云：主咳逆上气，善喘，喉痹，诸惊痫，寒热邪气，消渴，喘息呼吸。杏仁为之使，得紫菀良，恶皂荚、硝石、玄参，畏贝母、辛夷、麻黄、黄芪、黄芩、黄连、青葙。

《药性论》云：君。主疗肺气，心促急，热乏劳咳，连连不绝，涕唾稠黏，肺痿、肺痈吐脓。

日华子云：润心肺，益五脏，除烦，补劳劣，消痰止嗽，肺痿吐血，心虚惊悸，消痰。

按：《款冬赋》云：冰凌盈谷，雪积披厓，顾见款冬炜然华艳。故好古以为纯阳，则其主用，皆辛温开豁之力也。

东垣云：佛耳草酸热，治寒嗽及痰涎，除肺中寒，大升肺气，少用款冬花为使，过食则损目。

紫 菀

《本草》云：紫菀以款冬为之使，恶天雄、瞿麦、雷丸、远志，畏茵陈蒿。

味苦辛，性平，无毒。

入肺经。去头洗净，蜜水焙。

经曰：咳逆上气，安五脏。

隐居曰：咳吐脓血，止喘，补虚，小儿惊痫。

甄权曰：尸疰虚劳，百邪鬼魅。

《大明》曰：消痰止渴。

好古曰：主息贲。

按：紫菀以牢山所出，根如北细辛者良。沂、兖以东皆有之。今多以车前、旋覆根，赤土染过伪之。不知紫菀为肺家要药，肺本自亡津液，伪者反走津液，为害滋甚。谨之！

蜀 漆

《本草》云：蜀漆生益州川谷，恶贯众。

气微温，味辛，纯阳。辛平。有毒。

东垣云：蜀漆破腹中癥瘕，坚结痞气，积聚邪气，主瘴鬼久疟不瘥。又云：蜀漆洗去腥，与苦酒同用以导胆。

海藏云：火邪错逆，加蜀漆之辛以散之。

常 山蜀漆苗也

《本草》云：常山生益州川谷，忌葱、菘菜。

味苦辛，气寒，有毒。如鸡骨者佳。醋煮用。

主吐疟疾。凡疟家多蓄痰涎黄水，或停潴心下，或结癖胁间，乃生寒热。法当吐痰逐水。常山逐痰，无处不攻，故为截疟要药。但须用于发散表邪及提出阳分之后，神妙立见。

丹溪云：常山属金，而有火与水。性暴悍，善驱逐，能伤真气，功不掩过者也。病者稍近虚怯，勿用也。雷公有云，老人与久病人切忌之。

萧炳云：常山，同甘草吐疟。

草 果

味辛，气温，无毒。皮黑皱者佳。去壳用。

主消宿食，除胀满，去心腹冷痛，温中截疟，辟山岚瘴气，止霍乱恶心。

东垣云：草果仁温脾胃而止呕吐，治寒湿寒痰之药也。

山豆根

《本草》云：山豆根生剑南山谷。无毒。治腹胀满、喘闷。味苦，气寒。磨入药内用。

主解诸毒，消疮肿，治咽喉痛。

连 翘

《图经》云：连翘，今河中、岳州有之。

气平，味苦。苦、微寒，气味俱薄，阴中阳也。无毒。

手足少阳经、阳明经药。

《象》云：治寒热瘰疬，诸恶疮肿，除心中客热，去胃中虫。

《本草》云：主寒热鼠瘘，瘰疬、痈肿、瘿瘤，结热蛊毒。去寸白虫。

洁古云：连翘性凉微苦，气味俱薄，轻清而浮，升阳也。其用有三：泻心经客热，一也；去上焦诸热，二也；疮疡须用，三也。

东垣云：连翘，十二经疮药中不可无。乃结者散之之义。能散诸经血结气聚，此疮疡之神药也。又云：诸经客热，非此不能除。

海藏云：入手足少阳经，治疮疡瘤气瘿起结核有神。与柴胡同功，但分气血之异尔。与鼠黏子同用，治疮疡别有神效。

连轺苦寒除热，《本经》不见所载，但仲景方内注云"连轺即连翘根也"，方言熬者，即今炒也。

白头翁

《衍义》云：白头翁，生河南洛阳界。

气寒，味辛苦，无毒。有毒。

《本草》云：主温疟狂阳寒热，癥瘕积聚瘿气，逐血止痛，疗金疮鼻衄。

东垣云：白头翁，味苦性寒，主下焦肾虚，纯苦以坚之。

海藏云：仲景治热利下重者，白头翁汤主之。《内经》云：肾欲坚，急食苦以坚之。利则下焦虚，是以纯苦之剂坚之。

《药性论》云：白头翁，治齿痛，百骨节痛。

地 榆

陶隐居云：地榆，今近道处处有。恶麦门冬。

气微寒，味甘酸。苦而酸，气味俱厚，阴也。

《本草》云：主妇人乳产七伤，带下，月水不止，血崩之疾。除恶血，止疼痛，肠风泄血。

《象》云：治小儿疳痢。性沉寒，入下焦，治热血痢。去芦。

《心》云：去下焦之血，肠风下血，及泻痢下血，须用之。

《珍》云：阳中微阴，治下部血。

紫　草

陶隐居云：紫草生砀山，今出襄阳。治婴儿痘疮，服之顶发。

气寒，味苦，无毒。

《本草》云：主心腹邪气，五疸，补中益气，利九窍，通水道，治腹肿胀满。去土用茸。

马鞭草

日华子云：马鞭草，今江淮州郡皆有。味辛凉，无毒。通经候，逐水肿。

丹溪云：马鞭草治金疮，行血活血。

射　干 _{射音液，又名乌扇}

《荀子》云：西方之草，名曰射干。治肺气喉结为佳。

气平，味苦，微温，有毒。

《本草》云：主咳逆上气，喉闭咽痛，不得消①息，散结气，腹中邪逆，食饮大热，疗老血在心脾间，咳唾、言语气臭，

---

① 消：原作"息"。据《汤液本草》"射干"条改。

散胸中热气。

洁古云：射干，苦，阳中阴也。去胃中痈疮。

东垣云：射干，味苦平，阳中之阴。主咳逆上气，喉痹咽痛，消肿毒，通女人月经，消瘀血。

海藏云：仲景治咽中动①气或闭塞，乌扇汤中用之。《时习》云：仲景射干汤用之。乌扇是射干苗也。

丹溪云：射干属金，而有木与火，火行厥阴、太阴之积痰，使结核自消，甚捷。又曰：治便毒。此乃足厥阴湿气，因疲劳而发。取射干三寸，与生姜同煎，食前服，利三两行，效。又治喉痛，切一片噙之，效。紫花者是，红花者非。

蒲　黄

经云：蒲黄，处处有，即蒲槌中黄也。泰州者良。

气平，味甘，无毒。

《本草》云：主心腹膀胱寒热，利小便，止血，消瘀血。又云：治一切吐、衄、唾、尿、崩、泻、扑、癥、带下等血，并皆治之。并疮疖，通月候，堕胎，儿枕急痛，风肿鼻洪，下乳，止泄精血痢。如破血消肿则生用，补血止血则炒用。

姜　黄

东垣云：味辛，大寒，无毒。治癥瘕血块痈肿，通月经，消肿毒。

陈藏器云：姜黄功力烈于郁金，治心痛、下气为最。

---

① 动：原作"痛"。据《汤液本草》"射干"条改。

白附子

禹锡云：白附子味甘辛，温，无毒。主中风失音。

阳，微温。

《本草》云：主心痛血痹，面上百病，行药势。

胡芦巴

《本草》云：胡芦巴，出广州。番萝卜子也。

东垣云：味苦纯阳，治元脏虚寒，肾经虚冷，膀胱疝。

《本草》云：得茴香子、桃仁，治膀胱甚效。腹胁胀满，面色青黑，此肾虚证也。

白 蔹

东垣云：味苦甘，主痈肿疮疽，涂一切肿毒，敷疔疮、火灼疮。治发背。

日华子云：白蔹，止惊邪，治热疟，退赤眼，除热。

白 及

《本草》云：白及，紫石英为之使，恶理石，畏李核、杏仁，反乌头。

苦甘，阳中之阴。味辛苦，平，微寒。无毒。

《珍》云：止肺涩，白蔹治证同。

《本草》云：主痈肿，恶疮败疽①，伤阴死肌，胃中邪气，

---

① 疽：原脱，据《证类本草》"白及"条补。

贼风鬼击，痱^①缓不收，白癣疥虫。

《药性论》云：使。治热结不消，主阴下痿，治面上皯疱。

青　黛

《本草》云：青黛味咸，气寒，无毒。主解诸毒药。

丹溪云：青黛能收五脏之郁火，解热毒，泻肝，消食积。

禹锡云：治小儿疳热^②消瘦，杀虫。歌曰：孩儿杂病变成疳，不问强羸女与男。须用青黛散一服，诸般危症即时安。

蒲公英

丹溪云：蒲公英属土，开黄花，似菊花而小，折断有白汁，茎中空虚。化热毒，消恶肿结核有奇功。在处田间路侧有之，三月开花，味甘。解食毒，散滞气，可入阳明、太阴经。洗净细锉，同忍冬藤煎浓汤，入少酒佐之，以治乳痈。服罢随手欲睡，是其功也。睡觉，病已安矣。

东垣云：微苦，寒，足少阴肾经君药，治本经须用。

《衍义》云：蒲公英，治妇人乳岩圣药。

郁　金

《本草》云：郁金，西戎及蜀中者佳。郁，芳草也^③。可作酿。《周礼》云：凡祭祀之祼，用郁鬯。

味辛苦，纯阴。

---

① 痱：原作"非"。据《证类本草》"白及"条改。

② 热：原作"杀"。据《证类本草》"青黛"条改。

③ 郁芳草也：出《说文解字》，"郁"本作"鬱"，也作"鬱"。本条各"郁"字原皆作"鬱"，今改为通用简化字"郁"。

《珍》云：凉心。

《局方本草》：郁金味辛苦寒，无毒。主血损下气，生肌止血，破恶血，血淋，尿血，金疮。

《药性论》云：单用亦可治妇人宿血结聚，温醋磨服。

《经验方》云：尿血不定，葱白相和煎服，效。

《本草》云：生蜀者佳。胡人谓之马莈，亦啖马药。用治胀痛，破血而补。

续　断

日华子云：续断生常山，今川中者为胜。通宣经脉，助气调血，补五劳七伤。

味苦辛，性温，无毒。止腰痛，安胎。

入肝、肾二经。

地黄为使，恶雷丸。川中色赤而瘦，折之有烟尘者良。酒浸，焙。

经曰：补不足，金疮痈疡，折跌，续筋骨，乳难。

隐居曰：崩中漏血，止痛生肌。

甄权曰：通血脉。

《大明》曰：破癥瘕，消肿毒，肠风痔瘘，乳痈瘰疬，一切胎产病，子宫冷，面黄虚肿，缩小便，止泄精尿血。

按：续断补而不滞，行而不泄，为女科要药。但乱真者多，不可不辨。

石　斛

隐居云：石斛生六安山，属庐江。细实，色深黄，光泽。又谓金钗石斛。近始安栎树上亦生，名木斛，虚长，不堪入药。

味甘，性平，无毒。

入脾、肺二经。

陆英为使，恶巴豆、寒水石，畏雷丸、僵蚕。短而实，色如金者良。

经曰：除痹下气，补虚强阴，益精，久服厚肠胃。

隐居曰：平胃，长肌，逐皮肤邪热痱气，脚膝冷痛，定志除惊。

《大明》曰：壮筋骨，暖水脏，益志清气。

雷公曰：酒浸酥蒸，服满一镒，永不骨痛。

宗奭曰：治胃中虚热有功。

按： 石斛虽能补益，性极宽缓，非久服多服，不取效也。

紫　参

《本草》云：紫参出河西、滁州。淡紫色。畏辛夷。

气微寒，味苦辛，无毒。

《本草》云：主心腹积聚，寒热邪气，通九窍，利大小便。疗肠胃大热，唾血衄血，肠中聚血，痈肿诸疮，止渴，益精。

仲景治痢，紫参汤主之。紫参半斤，甘草二两，水五升，煎紫参，取二升①，却纳甘草，煎取半升，分温三服。

苦　参

陶隐居云：苦参生汝南山谷，今近道有之。

气寒，味苦。气沉，纯阴。

---

① 升：原作"斤"。据《金匮要略》改。

《心》云：除湿。

《本草》云：主心腹结气，癥瘕积聚，黄疸，尿有余沥，逐水，除痈肿。补中，明目止泪，养肝胆气，安五脏，定志益精，利九窍，除伏热肠澼，止渴醒酒，小便黄赤，疗恶疮，下部䘌，平胃气，令人嗜食，轻身。

《衍义》云：有人病遍身风热，细疹瘙痛不可忍，连胸、胫、脐、腹、近阴处皆然，涎痰亦多，夜不得睡。以苦参末一两，皂角二两，水一升，揉滤取汁，银石器熬成膏，和苦参末为丸，如梧桐子大。食后温水下二十丸至三十丸，次日便愈。

丹溪云：苦参属水而有火[①]，能峻补阴气，或得之而腰重者，以其气降而不升也，非伤肾之谓。治大风有功，况风热细疹乎？

《本草》云：苦参，玄参为之使，恶贝母、漏芦、菟丝，反藜芦。

日华子云：苦参杀疳虫，治癞疾。

海 藻

《图经》云：海藻出登莱海中。无毒。治五隔痰壅，瘰疬，奔豚。解溪水毒，反甘草。

成聊摄云：咸味涌泄，海藻咸以泄水气。

洁古云：海藻苦咸寒，阴也。治瘿瘤马刀，诸疮坚而不溃者，《内经》云咸能软坚。营气不从，外为浮肿，随各引经之药治之，无肿不消。亦泄水气。

陆机云：藻，水草。《周南诗》云"于以采藻，于沼于沚"是也。

---

① 火：原作"水"。据《本草衍义补遗》"苦参"条改。

百　部

禹锡云：百部，今处处有之。治肺家热。

味甘、苦，气温，微寒。酒浸，焙用。

主润肺，止咳嗽上气，及传尸骨蒸劳热，疳蛔。

青　蒿即苦草

陶隐居云：青蒿，今处处有之。古人用深青者为胜，不然，诸蒿何尝不青？

味苦，气寒，无毒。根、茎、子、叶四者，并皆入药，不可同用。

主骨蒸劳热，除心痛、热黄，及疥瘙痂痒，恶疮。

《诗·小雅》云：食野之蒿。陆机曰：即青蒿也。

丹　参

味苦，气微寒，无毒。根皮丹而肉紫者佳。酒洗用。

主益气养血，凉心血，破宿血，生新血，安生胎、落死胎，止血崩带下，经水不调。又治风软脚，可逐奔马。又名奔马草。

陶隐居云：丹参多服令人眼赤，其性热矣。今云微寒，恐为谬耳。

日华子云：养神定志，通利关脉。

高良姜

陶隐居云：高良姜，出高良郡，岭南者形大虚软，江左者细紧。

洁古云：气热味辛纯阳，健脾胃。

东垣云：良姜味辛，大温纯阳，主胃中冷逆，霍乱腹痛，健脾胃。

禹锡云：良姜治冷气冲心。

威灵仙

经云：威灵仙出商州、华山。

气温，味苦甘，纯阳。

入十二经。忌茗、面。

《开宝》曰：主诸风，宣通五脏，冷滞，痰水，积块，膀胱宿脓恶水，腰膝冷疼，折伤。

东垣曰：推新旧积滞，散皮肤、大肠风邪。

宗奭曰：其性快，多服疏真气。

丹溪曰：属木，痛风之要药也，在上下者皆宜服之。其性好走，亦可横行，故崔元亮言其去众风，通十二经脉，朝服暮效。凡采得闻流水声者，知其好走也，须不闻水声者佳。

按：威者，喻其性猛；灵仙者，喻其效速。其味辛咸，辛泄气，咸泄水，故主风湿痰病。气壮者服之神效，虚弱人不宜服也。

王不留行

《本草》云：王不留行，生浙江。止心烦，妇人难产。

味苦，阳中之阴。甘平，无毒。

《珍》云：下乳，引导用之。

《药性论》云：治风毒，通血脉。

日华子云：治游风风疹，妇人月经不匀。

商陆根

《药性论》云：商陆，生咸阳川谷。忌食犬肉。

气平，味辛酸，有毒。

《本草》云：主水胀满，瘕痹，熨除痈肿，杀鬼精物，治胸中邪气，水肿，痿痹，腹满，疏五脏，散水气。如人形者有神。

瞿　麦

《本草》云：瞿麦，生泰山川谷。牡丹皮为之使，恶螵蛸。

气寒，味苦辛，阳中微阴也。

《象》云：主关格诸癃结，小便不通。治痈肿，排脓，明目去翳，破胎，下闭血，逐膀胱邪热。用穗。

《珍》云：利小便，为君主之用。

《本草》云：出刺，决痈肿，明目去翳，破胎堕子，下闭血，养肾气，逐膀胱邪逆，止霍乱，长毛发。

牵　牛

隐居云：牵牛子，今处处有之，黑者胜。

气寒，味苦，有小毒。黑白二种。

《本草》云：主下气，疗脚满水肿，除风毒，利小便。

东垣云：牵牛子，非神农之药也。《本草》名医续注云：味苦寒，能除热，利小水，治下注脚气。据所说，气味主治俱误矣！何以明之？凡药中用牵牛者，少则动大便，多则下水，此乃泄气之药。试取尝之，即得辛辣之味。久而嚼之，猛烈雄壮，渐渐不绝，非辛如何？续注家乃谓味苦寒，其苦寒果安在哉？若以为泻湿之药，犹不知其的也。何则？此物但能泻气中之湿热，不能泻血中之湿热。下焦主血，血中之湿，宜用苦寒之味。今反以辛药泻之，其伤人必矣！夫湿者，水之别称，有形者也。若肺先受湿，则宜用之。今用药者，不问有湿无湿，但伤食，或欲动大便，或服克化之药，俱用牵牛，岂不误哉？殊不知牵牛辛烈，泻人元气，比之诸辛药，泻气尤甚，以其辛之雄烈故也。经云：辛泻气，辛走气，辛泻肺，气病者无多食辛。此一味泻人元气，至甚神速。况饮食失节，劳役所伤，是胃气不行，心火乘之。肠胃受火邪，名曰热中。《脉经》云脾胃主血，所生病当血中泻火，润燥补血，破恶血，泻胃之湿热。及胸中热，是肺受火邪，当以黄芩之苦寒泻火，以当归之辛温和血，以生地黄之苦寒凉血补血，少加红花之辛温以泻血络，以桃仁之辛甘油腻之药以破恶血，兼除燥、润大便。然犹不可专用，须于正药补中益气汤，黄芪、人参、甘草诸甘温甘寒、补元气、泻阴火之药内，兼而用之。何则？上焦元气已自虚弱，若用牵牛大辛辣、气味俱阳之药以泻水、泻元气，可乎？津液已不足，口燥舌干，而重泻其津液，利其小便，重泻已虚之元气，复竭其津液，致阴火愈甚，可乎？故重则必死，轻则夭人寿，诚可悯也！今重为备言之。牵牛感南方热火之化所生也。血热而泻气，差误甚矣！若病湿胜，湿气不得施化，致大小便不通，则宜用之耳。湿去则气得周流，所谓五脏有邪，更相平也。经云：一脏不平，以所胜平之。火能平金而泻肺气者，即此也。近世钱氏泻黄散中独用防风，比之余药过于两倍者，以防风辛温，令于土中以泻金来助湿者也。经云：从前来者为实邪。谓子能令母实，实则泻其子，此之谓以所胜平之者也。古人有云：牵牛不可耽嗜，耽嗜则脱人元气。经云：秋不食姜，令人泻气。故夏月食姜不禁，为热气正旺之时，夏宜以汗散火，令其汗出，以越其热，故秋月则禁之。朱晦庵《语录》有戒：秋食姜则夭人天年。经止言辛泻气，而晦庵戒之深者也。姜尚如此，况牵牛乎？今所以言此者，明味辛之物，皆有宜禁之时，亦犹牵牛不可一概用之也。张仲景治七种湿证，小便不利，无一药中有犯牵牛者，仲景岂不知牵牛能泄湿利小便也？为湿病之根在下焦，是血分中气病，不可用辛辣气药，泻上焦太阴之气故也。仲景尚不敢轻用牵牛如此，世医乃一概用之，何也？

又云：白牵牛，泻气分湿热，上攻喘满。

海藏云：以气药引之则入气，以大黄引之则入血。

张文懿公云：不可耽嗜，脱人元气。吾初亦疑之，药有何耽嗜？后每见人因①酒食病痞者，多服食药，以导其气，及用神芎，犯牵牛等丸。初服则快，药过，其痞依然。依前再服，随药而效，药过复病。由是愈信其久服脱人元气，而犹不知悔悟也。治法惟当益脾健胃，使人元气生而自然腐熟水谷。此法无以加矣。

丹溪云：牵牛属火，性善走。有黑白两种，黑者属水，白者属金。若非病形与脉证俱实者，勿用也；不胀满，不大小便俱秘者，勿用也。如稍涉疑似，误用其驱逐以致虚，先哲之所甚戒也。

日华子云：牵牛子泻蛊毒，痰气壅滞。

---

① 人因：原作"因人"。据《本草发挥》"牵牛"条改。

白　前

陶隐居云：白前出近道，蜀中、淮、浙皆有之。

气微温，味甘。微寒，无毒。

《本草》云：主胸胁逆气，咳嗽上气。状似白薇、牛膝辈。

《衍义》云：白前保定肺气，治嗽多用。白而长于细辛，但粗而脆，不似细辛之柔耶。

日华子云：白前治奔豚，禁食羊肉。

白　薇

经云：白薇生平原、川谷，今陕西、辽州有之。

气大寒，味苦咸，平，无毒。

《本草》云：主暴中风，身热肢满，忽忽不知人，狂惑邪气，寒热酸疼，温疟洗洗，发作有时。疗伤中淋露，下水气，利阴气，益精。近道处处有之，状似牛膝、白前而短小。疗惊邪、风狂、痉病。

《液》云：《局方》中多有用之治妇人，以《本经》疗伤中、下淋露故也。

《本草》云：恶黄芪、大黄、大戟、干姜、干漆、山茱萸、大枣。

木　贼

《本草》云：木贼味甘，气寒，无毒。生秦、陇、同、华间。寸寸有节，色青，冬不凋。

丹溪云：用木贼发汗至易，须去节，锉，以水润湿，布火烘用。

《图经》云：木贼治目疾，治翳膜。

夏枯草

经云：夏枯草生蜀中川谷，四月采。

丹溪云：夏枯草无臭味，治瘰疬。郁臭草有臭味，方作紧面药，即茺蔚是也。明是两物，俱生于春，但夏枯草先枯而无子，郁臭草后枯而结黑子。又云：有补养厥阴血脉之功，三月、四月开花，五月夏至时候便枯，盖禀纯阳之气，得阴气则枯也。

《简要方》云：夏枯治肝虚目睛疼，冷泪不止，羞明怕日。

蛇 床

《本草》云：蛇床子生襄州者良。

味苦辛甘，平，无毒。

《本草》云：主妇人阴中肿痛，男子阴痿湿痒，除痹气，利关节，癫痫恶疮，温中下气，令妇人子脏热，男子阴强。久服轻身，好颜色，令人有子。一名蛇粟、蛇米。五月采，阴干。恶牡丹皮、巴豆、贝母。

《药性论》云：蛇床治小儿惊痫，大风身痒，煎汤浴之。

御米壳即罂[①]粟壳

《本草》云：罂粟壳，其房如罂，其子如粟，无毒。散胸中寒气，止胃中翻呕，过食则动膀胱气耳。

洁古云：味酸涩，主收固气。

---

① 罂：原作"莺"。据下文改。

昆　布

《本草》云：昆布生东海。气寒，无毒。治诸水肿，瘿瘤结气，瘰疬。

东垣云：味大咸，治疮之坚硬者，咸能软坚也。

总 书 目